Wie man ein Mädchen in Sekunden verführt

Inhalt

Die besten Anmachtechniken und was bei Mädchen nicht funktioniert 5

Schüchternheit als Flirtstrategie 12

Die genialsten Arten zu flirten laut Expertenstudien 18

Das Geheimnis, wie Verführung funktioniert 23

Wie man die Peinlichkeit überwindet und ein Mädchen abholt.........................27

Unfehlbare Handlungen, die jeder Mensch kennen sollte................................33

Wie Sie beim Dating erfolgreich sind 38

Die effektivsten Methoden, um ein Mädchen abzuschleppen 47

Wie man mit einem Freund flirtet 54

Wie man mit einem Mitarbeiter flirtet 57

Tipps zum Flirten mit einem Mädchen, wenn Sie auf Reisen sind 62

Tipps, wie man ein Mädchen in jeder Lebenslage abholt................................66

Was man beim Flirten mit einem Mädchen vermeiden sollte 69

Techniken, die Mädchen lieben 70

Die idealen Phrasen, um einen Chat beim Flirten zu beginnen 80

Techniken zum Flirten mit Fremden 84

Finden Sie heraus, wie man auf WhatsApp flirtet 87

Anleitung, wie man ein Mädchen in ein paar Sekunden abholt

Flirten mit einem Mädchen effektiv ist jedermanns Traum, vor allem, weil es jede Zeit zu verkürzen, um sie gründlich kennen zu lernen, auch überzeugen, sie zu haben, ein Datum und in die Praxis umgesetzt einige Detail der Verführung, wenn Sie wollen, um dieses Niveau zu erhalten, müssen Sie die Aktionen, die große Ergebnisse auf Frauen zu entdecken.

Die Möglichkeiten des Flirtens können eine Idee für Sie zu gewinnen Vertrauen zu generieren, ist dies ein grundlegender Punkt zu kümmern, denn es ist das, was erlaubt Verführung effektiv zu fließen, bis Sie das Mädchen für echte erobern, beginnen durch die Entdeckung der Techniken, die jede Situation vor einem Mädchen zu erleichtern.

Die besten Anmachtechniken und was bei Mädchen nicht funktioniert

Die Verführungstechniken mit den besten Ergebnissen können angewendet werden, um jede Angst zu vermeiden, oder in einer unangenehmen Situation, das Wichtigste ist, dass Sie sich abheben können und das ist die Absicht der Umsetzung von Methoden für das Flirten, wo die Psychologie die Quelle des Wissens ist, um Verhaltensweisen zu finden, die die erwarteten Effekte verursachen.

Aber wenn Sie Tipps oder Methoden für das Flirten folgen, müssen Sie zu allen Zeiten berücksichtigen die Art der Situation, in der Sie sich befinden, so dass Sie völlig nützliche Strategien sein kann, so dass die wesentliche Sache zu entwickeln ist eine Lesung von dem, was geschieht, ohne die Tatsache, dass Komplimente nie scheitern zu verlassen.

Bei Frauen ist es wichtig zum Ausdruck zu bringen, ihre Schönheit zu erkennen, von dem, was sie trägt, bis zu der Art und Weise, wie sie ist, das wird immer ein klassischer Weg sein, um positiv in Erinnerung zu bleiben, also sollten Sie diese Art von Details nicht auslassen, aber die Dynamik variiert für jeden Typ Frau, so dass das Flirten Hand in Hand mit diesen Aspekten und der Anerkennung der folgenden Techniken geht:

1.   Aufmerksamkeit auf das Lächeln

Die meisten Männer sind vom Lächeln der Frauen fasziniert, aber es ist eine Geste, die als auffälliges Detail berücksichtigt werden kann, das hervorgehoben werden sollte, obwohl es von bestimmten negativen Anzeichen wie Schüchternheit überschattet werden kann, so dass ein Mann den Blick auf das Lächeln behalten sollte.

## 2.	Genau zuhören

Eine Aktion, die beim Flirten nicht fehlen darf, ist die Fähigkeit zuzuhören, die in zwischenmenschlichen Beziehungen sehr geschätzt wird. Dies stärkt alle Arten von sozialen Bindungen und erreicht einen viel intimeren Punkt, vor allem angesichts der Daten, die zeigen, dass Frauen mehr reden als Männer.

Die zuvor beschriebenen Daten sind wissenschaftlich erwiesen, denn Frauen haben eine höhere Eiweißbelastung, die sich direkt auf die Sprache auswirkt, daher ist ihr Kommunikationsbedürfnis ein biologischer Aspekt, den Sie sich zunutze machen können.

Je aufmerksamer Sie sind und auf ihre Bedürfnisse hören können, desto mehr Anziehungskraft werden Sie auf die Mädchen ausüben, diese Art von Eigenschaft kann nicht übersehen werden, je mehr Wert Sie umsetzen, desto besser wird sich das Mädchen fühlen, in der Gesellschaft von jemandem zu sein, der ihr wirklich zuhört.

## 3.	Die attraktive Seite der Intelligenz

Es besteht kein Zweifel, dass ein intelligenter Mann für eine Frau auffällig ist, aber ohne ein Extrem zu erreichen, bei dem das Übermaß dieser Eigenschaft das Mädchen einschüchtern kann oder sogar ein Zeichen von Ego ist, ist dies ein Teil der Persönlichkeit und wie man eine Verbindung mit anderen Menschen herstellt, was ein wenig mehr Demut erfordert.

4. Humor

Ein wünschenswerter Aspekt bei jeder Verführung ist der Humor, denn Frauen sind daran interessiert, zum Lachen gebracht zu werden, denn das bedeutet, dass sie angenehme Momente mit ihm verbringen können, bis hin zu dem Wunsch, ein Treffen zu wiederholen, aber dazu gehört auch, dass sie ihn dazu bringen können, den Humor hinter den Witzen zu finden.

Diese Punkte sind essentiell, um ein angenehmes Gefühl zu erzeugen, aber auch, um ein nächstes Date zu bekommen, denn es sind Details, die eine Frau wiederholen möchte, um sich gut zu fühlen, aber es gibt auch andere Aspekte, die etwas oberflächlicher oder äußerlicher sind, die Sie ebenfalls ernst nehmen können, um die Aufmerksamkeit der Mädchen zu bekommen:

- **Riecht**

Die Wirkung der Gerüche, ist eine Hervorhebung Macht für jedes Datum, die arbeitet, um einen wirklich markanten Eindruck zu erreichen, jede Frau strahlt eine Bewertung in Bezug auf die Gerüche, über einige physische Qualität, dieses Detail bleibt auf ihre Überlegungen, und es ist eine viel einfachere Ressource zu manipulieren mit nur wählen Sie das Parfüm gut.

Eine Frau nimmt einen Mann besser wahr, wenn er sein Parfüm verströmt, es gibt keinen Zweifel an der Attraktivität des Geruchs, es ist ein Signal oder ein direkter Reiz, der sich auf die Gehirnregion auswirkt, an dieser Stelle werden auch visuelle Informationen verarbeitet, es hat also einen ebenso relevanten Effekt wie ein gutes Aussehen.

Die Verarbeitung von Düften ist am Ende ein Punkt, auf dem Sie einen Vorteil nutzen können, Sie können sogar einige wählen, die Pheromone haben, die arbeiten, um eine attraktive Wirkung auf das andere Geschlecht zu schaffen, so ist es eine Maßnahme, auf die sehr sicher zu investieren.

- **Konzentration auf das Auge-Mund-Dreieck**

Ein wichtiger Trick in der Mitte der Spannung des Flirtens, ist es, einen tiefen Blick auf das Dreieck Augen-Mund zu widmen, dies ist wichtig, dass es in der Mitte des Gesprächs aufrechterhalten wird, da es ein Weg ist, um einige sexuelle Gefühle zu wecken, einige Frauen können es auch als ein Zeichen des Verlangens für die andere Person interpretieren.

• Wiederholen Sie Ihren Namen, um das Gespräch zu personalisieren

Das ist ein psychologischer Aspekt, da jeder Mensch von Natur aus eine narzisstische Seite entwickelt, die darauf hindeutet, dass er sich wertgeschätzt fühlen möchte und eine Möglichkeit, dies zu zeigen, ist die Anerkennung in jedem Gespräch.

Jedes Mal, wenn Sie die Aussprache ihres Namens aussprechen, werden Sie eine Vorliebe für das Mädchen gewinnen, also fangen Sie an, ihren Namen zu wiederholen, wenn Sie sie ansprechen, es ist eine mächtige Art der Verführung, weil es eine wichtige soziale Bindung verbindet.

• Gruppentaktik

Es ist üblich, dass man beim Flirten mehr Zeit in der Intimität mit dem Mädchen verbringen möchte, vor allem um mehr Interesse zu gewinnen, aber bei den ersten Kontakten ist es am besten, für Gruppenpläne zu plädieren, da es soziale Tugenden gibt, die bei Gruppenaufenthalten mehr hervorstechen als allein.

• Interpretation der nonverbalen Sprache

Die Entdeckung der Techniken des Lesens der nonverbalen Sprache ist sehr nützlich, weil Sie die Empfänglichkeit Ihrer Handlungen messen können, wie Sie Haltungen interpretieren, solche Manifestationen, Funktion als eine Bewertung des Interesses, das gleiche geschieht mit dem, was Sie ausstrahlen, wie das Kreuzen der Arme zum Beispiel ein Niveau der Unsicherheit bezeichnet.

Ein häufiger Fehler ist auch, auf die Art der Position zu schauen, die der Kopf hat, wenn es eine irrelevante Tatsache ist, denn was, wenn es als Referenz von Interesse funktioniert, ist die Haltung des Oberkörpers, sowie die Position, in der die Beine sind, eine andere Geste oder bekanntes Signal ist, das Haar zu berühren, da es verschiedene Emotionen einer Frau signalisiert.

Diese Signale erlauben Ihnen nicht nur zu interpretieren, was geschieht, sondern können auch eine Botschaft sein, die bewusst oder unbewusst ausgegeben wird, um Ihre Aufmerksamkeit zu erlangen, so dass diese Details nicht übersehen werden können, um einen Gesprächswechsel oder eine Annäherung zu erzeugen.

Diese oben genannten Punkte können nicht als unfehlbar angesehen werden, aber zumindest können Sie von der Basis der wissenschaftlichen Forschung ausgehen, da sie sich auf das Studium des Geistes konzentrieren, um die oben genannten Zeichen der Körperlichkeit zu messen, diese Aspekte erlauben Ihnen, zu versuchen, die Kontrolle beim Flirten zu übernehmen, aber es kann Ausnahmen bei diesen Punkten geben.

Sie dürfen nicht vergessen, dass die Verführung selbst eine Kunst ist, diese wird als eine persönliche Strategie entwickelt, aus jeder Empfehlung können Sie ein Zeichen Ihrer eigenen Persönlichkeit mitbringen, so können Sie in dieser Aktion erfolgreich sein, um ein echtes Mädchen zu erobern.

Schüchternheit als Flirtstrategie

In der Mitte der Pick-up-Tricks, können Sie über eine persönliche Eigenschaft des Seins schüchtern, aber dieser Zustand ist sehr hilfreich, wenn es zu Ihrem Vorteil konzentriert ist, in Fällen von Bedarf oder Interesse, ein Mädchen zu erobern, das ist, wenn der Witz in den Vordergrund kommt, so gibt es eine verführerische Seite über Schüchternheit.

Heutzutage ist es durch die Technologie üblich, Mädchen über einen Bildschirm zu treffen, ein Trend, der sich gegenüber jedem Ausflug in die Bar durchsetzt, aber anstatt die Kommunikation zu beeinträchtigen, wird es als ein effektiverer Weg angesehen, um die üblichen Zitterpartien zu vermeiden.

Dies impliziert, dass für schüchterne Menschen die technologische Zumutung ein breites Szenario von Möglichkeiten ist, so dass diese Werkzeuge, um Menschen zu treffen, in der richtigen Weise verwendet werden können, um Ergebnisse zu erzielen, da ein viel kontrollierterer sozialer Kontext ideal für schüchterne Menschen ist.

Durch eine Anwendung wird die ganze Dynamik des Kennenlernens kontrollierter, da selbst unangenehme Fragen beiseitegeschoben oder mit einem Emoji zerstreut werden können, alles durch einfache Tasten, wobei das Hauptproblem, warum sie sich nicht getraut haben zu flirten, beiseite gelassen wird.

Das Hindernis, neue Leute kennenzulernen, ist in der Vergangenheit liegen geblieben, da sie frei in Chats flirten oder durch soziale Netzwerke auf sich aufmerksam machen können, da dies eine Umgebung ist, in der man sich aufraffen muss, um ein Gespräch anzuzetteln, wodurch eine Gelegenheit geschaffen wird, aber für dieses Mittel der Verführung funktioniert:

1. Es geht nicht um das "Wie", sondern um das "Wo" der Verbindung.

Der Hauptvorteil der Verwendung einer Anwendung, ist, dass die Bildung einer Beziehung erwirbt einen einfacheren Ansatz, aber dies sollte mit anderen Möglichkeiten kombiniert werden, dh Sie können sie aus der Ferne zu treffen, bis zu einer Zeit, wenn es ein echtes Datum, es ist eine evolutionäre Perspektive auf Verführung.

Soziale Interaktion ist eine Ressource, die nicht verloren gehen sollte, denn auch soziale Netzwerke ermöglichen eine Art der Exposition, die für eine Frau auffällig sein kann, so dass Sie allmählich dazu übergehen können, verschiedene Emotionen auf einer Face-to-Face-Ebene zu genießen, auf diese Weise wird alles durch eine vorherige Kenntnis des Mädchens erleichtert.

2. **Ausgehen in einer Gruppe**

Um ein gewisses Maß an Schüchternheit herauszufordern, ist es positiv, sich auf einen Gruppenausflug zu verlassen, vor allem ohne vorherige Verabredung, Sie können darauf wetten, sich zu treffen und sich vom Freundeskreis abzuheben, auf diese Weise können Sie auf ein Date, unter einer viel mehr soziale Atmosphäre, ist es der Vorteil der Anpassung in mit Freunden von meinen Freunden.

Diese Methode, um Mädchen kennenzulernen und mit ihnen zu flirten, ist klassisch, denn man kann vor seinem nächsten Partner stehen, ohne darüber nachzudenken oder sich Gedanken zu machen, also sind es Details, auf die man achten sollte, dass die Nähe eines sozialen Kreises ein viel angenehmerer Kontext ist, um die Schüchternheit abzulegen.

Sie müssen nicht einmal planen, Sie können einfach das Büro nutzen, und sogar sportliche Aktivitäten, das Medium spielt keine Rolle, es sollte nur voll sein und Ihnen erlauben, mehr Leute zu treffen, ohne es zu erzwingen, da sie Teil des gleichen sozialen Kreises sind und Sie sich nicht anstrengen oder unwohl fühlen müssen.

3. **Wissen, was zu sagen ist und Prioritäten setzen beim Zuhören**

Das Geheimnis, um die Schüchternheit abzubauen, besteht darin, zu üben, was man sagen kann, oder zumindest Dialoge im Kopf zu führen, so dass man mehr Selbstvertrauen hat, egal wie oder wo man sich einem Mädchen nähert, das Wichtigste ist, dass man ein natürliches Wesen beibehält, ohne dabei deplatziert zu klingen.

Ein erster Kontakt impliziert immer zusätzliche Aktionen, d.h. es ist eine Bühne für Ihre Fähigkeiten in Aktion zu treten, jenseits von Schüchternheit, können Sie einen interessanten Moment bekommen, wenn Sie Themen oder offene Antworten in Bewegung setzen, so beginnt die Situation zu Ihren Gunsten zu sein.

Bei einer ersten Verabredung oder einem anderen Ausflug ist es am besten, den Standards dieser Treffen zu folgen, so dass die interessanten Fähigkeiten diejenigen sind, die jeden Moment leiten, statt der Einschränkungen können Sie versuchen, sie für diesen Tag zu reduzieren, dh Schüchternheit kann überwunden werden, solange es Vertrauen mit dem Mädchen gibt und Sie sehen Fortschritte von sich selbst.

4. Äußert Komplimente, die Ihre Einschränkungen entschuldigen

Wenn Sie sich aufgrund Ihrer Schüchternheit peinlich verhalten, können Sie diesen Moment vor dem Mädchen auflösen, indem Sie ein Kompliment machen wie "Entschuldigung, es ist nur so, dass Sie mich nervös machen", das nimmt die ganze Spannung von dem, was Sie vorher getan haben, plus es ist ein Zeichen, dass Sie sich kümmern, was den Verlauf dieser Szene komplett in eine verführerische Umgebung ändert.

Für jeden schüchternen Mann, kann es kompliziert sein, für die Lippe zu appellieren, um mit einem Mädchen zu flirten, aber mit Phrasen dieser Art, die einfach sind und nehmen alle den Druck, können Sie viel entspannter zu sein, um das Mädchen, das Sie wollen, zu erobern, hat dies eine große Marge von Einfluss auf die Eroberung, da es ist, Ihre Schwächen als Stärken zu nutzen.

5. Die Fähigkeit zuzuhören wird erhöht

Angesichts der Schwierigkeit, sich auszudrücken, gibt es nichts Besseres, als die ganze Energie darauf zu verwenden, aufmerksam zuzuhören und die positiven Eigenschaften des Mädchens zu entdecken, mit dem Sie flirten wollen.

Es ist einfacher, die nonverbale Sprache die Kontrolle über die Situation übernehmen zu lassen, denn egal, was Sie nicht reden, Sie können sich für eine aufrichtigere Verführung entscheiden, es ist effektiv, auf diese Handlungen zu achten, denn es ist ein einfacheres Terrain, um zu dominieren, sogar zu Ihrem Vorteil nutzen, dass Wissen über das Mädchen.

Die genialsten Arten zu flirten laut Expertenstudien

Die Möglichkeit zu flirten, ist nicht zugänglich für viele, vor allem durch den hohen Grad der Schüchternheit, wie auch durch den Mangel an Vertrauen in sich selbst, all dies in der allgemeinen Linie ist die Annahme einer Gewohnheit oder ein angemessenes Verhalten vor den Mädchen zu gehen, so dass Sie in der Lage sein, jede Situation mit Ihrer Persönlichkeit flott Gesicht.

Durch Selbsthilfebücher können viele Männer Antworten finden, vor allem um die Schwierigkeiten zu überwinden, eine Frau mit allem Selbstvertrauen zu verführen, das bedeutet, dass es zum größten Teil ein Schritt ist, der Techniken und eine persönliche Vision erfordert, denn Verführung ist für jeden Mann einzigartig.

Das heißt, was für den einen funktioniert, funktioniert vielleicht nicht für den anderen, so dass einige erfolgreich sein und andere scheitern können. Dies sind also Empfehlungen, die nicht als ein magischer Schlüssel zu 100 % gesehen werden sollten, sondern als Methoden, um eine Situation nach Ihrer Interpretation besser anzugehen.

Der Typ des Mädchens, das Sie verführen wollen, die Umgebung, in der es sich entwickelt, sowie die Stimmung, die Sie zum Zeitpunkt des Aufbaus einer Bindung mit ihr haben, all diese äußeren Faktoren spielen eine Rolle, die es zu berücksichtigen gilt, so dass jeder Tipp danach beurteilt werden sollte, wie Sie sich anpassen.

• Arbeiten Sie an Ihrem Stimmungsniveau

Dies hat mit der Bildung einer angenehmen Persönlichkeit zu tun, dies kann mit dem Versuch verwechselt werden, in jedem Fall lustig zu sein, wenn in der Tat, dass das Bild endet auch ein Mädchen ermüden, so was sollten Sie für die Emission von mehr witzige Bemerkungen, die eine Annäherung und Festigung der sozialen Bindung Ziel ist.

Ein einfacher Weg, um mit einem Mädchen in Kontakt zu kommen, ist durch Witze, aber es erfordert ein Kriterium, den richtigen Zeitpunkt sowie die Art des Kommentars zu wählen, damit Sie einen besseren Effekt erreichen können, das Wesentliche ist, dass Sie nicht an den Punkt kommen, das Mädchen zu ermüden.

In einigen langweiligen Situationen können Sie diese Atmosphäre mit einem Witz brechen, da dies ein Teil der Fähigkeit ist, das Mädchen zu überraschen, abgesehen davon, dass es eine gute Aktion ist, um die Aufmerksamkeit in der Mitte der Verführung zu erlangen, um einige peinliche Stille zu verkürzen, die entstehen kann.

Aber bevor Sie einen Witz machen, können Sie ihn natürlich halten, indem Sie ihn langsam sagen, ohne nervöse Gesten zu machen, und die Art der Körperhaltung, die Sie präsentieren, sollte das Niveau der Begeisterung anregen, viel weniger sollten Sie das Thema wechseln, um nur über Sie zu sprechen.

- **Schränken Sie sich nicht ein, wenn es um Lob geht**

Die Verwendung von Komplimenten ist eine zweischneidige Aktion, sie erfordert auch mehr Sorgfalt, denn die beste Methode, sie zu verwenden, ist durch die Absicht, das Eis zu brechen, sie kann auch ein Weg sein, um Nähe zu erzeugen und dadurch Gefühle der Empathie zu präsentieren, um ein natürliches Gespräch zu verketten.

Die Qualitäten auf eine Ebene der Anerkennung zu bringen, ist ein guter Weg für die psychischen Aspekte, d.h. Ihre Absichten können durch die richtigen Komplimente hervorgehoben werden, wobei es der Frau überlassen bleibt, ob sie diese Komplimente im Hinblick darauf, wie sie sich fühlt, erwidert.

Sie müssen bedenken, dass es Grenzen für den richtigen Einsatz von Komplimenten gibt, wo Sie den Moment durch nonverbale Sprache messen können, das Wesentliche ist, dass es keine Übertreibung gibt, die lästig ist oder die benutzt wird, um Aufmerksamkeit zu erregen, dabei sollten Sie um nichts in der Welt Ihre eigenen Tugenden herausstellen.

Obwohl vor einem Kompliment oder Lob, können Sie auch aussetzen, um einige negative Reaktion, so ist es ein Schritt oder Beratung, die unberechenbar ist, vor allem, weil jede Frau wird dieses Lob anders zu interpretieren, so gibt es keine Garantie auf diese Ressource, aber wenn Sie vor einem negativen erhalten, ist es wichtig, dass Sie nicht präsentieren einige Beharrlichkeit.

• Präsentiert eine freundliche und aufmerksame Haltung

Es besteht kein Zweifel daran, dass eine aufmerksame Haltung zur Unterstützung hoch geschätzt wird, wenn es ein Zeichen dieser Bereitschaft gibt, werden Sie eine Sympathie auf dem Mädchen erzeugen, dies nährt eine positive Atmosphäre inmitten der Verführung bis zu dem Punkt, als zuverlässig gesehen zu werden, so dass jede Chance, die Sie bekommen, müssen Sie diese Bereitschaft ausdrücken, ihr helfen zu wollen.

Anstatt zu fragen, können Sie auf eine viel entschlossenere Haltung setzen, die wirklich beeindruckt, weil es nicht so eine erzwungene Atmosphäre gibt, das bedeutet, dass Sie nicht hetzen sollten, sondern eine Gelassenheit bewahren, um nicht in Exzesse zu verfallen, auf diese Weise werden Sie ein positives Ergebnis nicht verlieren.

Wenn man eine gute Tat vollbringen will, ist es nicht notwendig, in einen Schwung mit viel Ego zu verfallen, noch viel weniger ist es effektiv, wie ein kalter Mensch auszusehen, also sollte an eine Haltung appelliert werden, die als Gentleman eingestuft wird, obwohl dies von der Generation und dem Kulturniveau der Umgebung abhängt.

Das Geheimnis, wie Verführung funktioniert

Ein Mädchen zum Schmelzen zu bringen ist machbar, wenn man die richtigen Ratschläge befolgt, keine Notwendigkeit, das beste Outfit zu wählen, viel weniger als das sexieste zu den Mädchen zu postulieren, die Balance ist genau richtig, nicht in ein Übermaß an intellektueller Persönlichkeit zu fallen, viel weniger mit dem Ego zu 100%, wo das Geld als Priorität auferlegt wird.

Um eine Frau vollständig zu erobern, ist es entscheidend, dass Sie nicht auf Subtilität verzichten, zusammen mit anderen grundlegenden Regeln, so dass Sie die bestmögliche Präsentation ausstellen können, so dass Sie sich in das Mädchen verlieben können, das Sie wollen, aber mit dem Respekt, zu zeigen, dass Sie nicht auf der Suche nach etwas Ernstem im Voraus sind, falls Sie es sind.

Der Aufbau einer Beziehung, die auf Aufrichtigkeit basiert, ist das Richtige, deshalb müssen Sie die folgenden Maßnahmen befolgen, die Ihnen helfen, die besten Ergebnisse zu erzielen:

1. Sucht den Kontakt oder die Annäherung mit den Händen

Eine Frau möchte Nähe durch Kontakt haben oder spüren, dies ist durch die Hände möglich, da sie sich viel von Ihnen vorstellen kann, nur indem sie Ihre Hände sieht, also können Sie anfangen, Ihre Accessoires anzupassen oder versuchen, Ihre Hände so viel wie möglich zu zeigen, entweder indem Sie etwas schreiben oder ein Instrument spielen.

Wenn Sie Ihre Hände vor dem Mädchen benutzen, wird sie in der Lage sein, zu erkennen, wie sie sind, diese können als ein Symbol der Anziehung verwendet werden, auf diese Weise werden Sie Ihr Mädchen anziehen, wodurch sie nicht aufhören wird, Ihre Hände zu betrachten, bis sie zu Ihren Füßen übergeben wird.

2. Jede Frau liebt es, wenn ihr Haar geküsst wird

Dies ist ein sehr einfacher Schritt und mit großer Bedeutung, obwohl dies für Männer eine väterliche Definition hat, aber Frauen lieben es, weil dieser Kuss in den Haaren oder auf der Stirn bewirkt, dass sie einen großen Schutz fühlen, so dass, wenn es Vertrauen können Sie diese Art und Weise ausschöpfen, um ein lieberes Gefühl jenseits der physischen treffen zu bekommen.

3.   Benehmen Sie sich wie ein Gentleman

Jede Frau liebt es, dass ein Mann sich wie ein vollwertiger Gentleman benehmen kann, so dass die Details, wie man die Tür öffnet, erfüllt sein sollten, damit Ihre Gesellschaft für Sie angenehmer sein kann, so dass Sie eine auffallende Präsentation als ein natürliches Angebot ausstellen können, das eine Hilfe für ihn ist, um mit Ihnen zusammen sein zu wollen.

4.   Schätzen Sie Ihre natürliche Seite

Eine Frau weiß es wirklich zu schätzen, dass man sie mit frisch geliftetem Gesicht oder ohne Make-up lieben kann, das wird für jede Frau zu einem Kompliment, so kann man diese Art von Wertschätzung wecken, es ist ein sensibles Zeichen, das ausgenutzt werden kann, um eine verführerische Nähe auf die Frau auszuüben.

Über jede sexuelle Spannung hinaus ist es wichtig, dass der Aufenthalt bei Ihnen mit einer viel aufmerksamen Beziehung verbunden werden kann. Auf diese Weise ist es viel einfacher, den Moment zu einem intimeren Moment zu machen, so dass der Grad der Nähe durch das Teilen eines natürlicheren Bildes in vollem Umfang ausgenutzt werden kann.

## 5.	Sehen Sie ihr immer in die Augen

Der Blickkontakt ist ein idealer Weg, um sich jeder Frau zu nähern, Sie können es versuchen, um Ideen und Empfindungen zu übertragen, aber ohne es zu missbrauchen, weil Sie in ein Extrem der Einschüchterung des Mädchens fallen können, die Absicht ist, dass Sie nicht wie ein Stalker aussehen, so dass sie nicht eine nervöse Reaktion präsentieren, sondern eher auf eine verführerische Wirkung zu suchen.

## 6.	Achten Sie auf die Kommunikationsebene

Jede Frau liebt es zu reden, also müssen Sie als Mann eine sehr flüssige Umgebung aufrechterhalten, um ein hohes Maß an Vertrauen zu erzeugen. Auf diese Weise können Gefühle und Bedenken herauskommen oder ausgedrückt werden, was emotionale Aspekte sind, die den Weg zu einer dauerhaften Verbindung öffnen.

Wenn Sie einer Frau das Gefühl geben, dass Sie voll und ganz gehört werden, sowie eine gegenseitige Antwort, entsteht eine freundliche Atmosphäre, sie wird wieder mit Ihnen ausgehen wollen, dies ist wichtig und wird bei ersten Dates getestet, Sie müssen an diesem Aspekt arbeiten, damit Sie in den Augen einer Frau begehrenswert sind.

Wie man die Peinlichkeit überwindet und ein Mädchen abholt

Einige Männer finden es schwer zu flirten, entweder aus Gründen der Schüchternheit oder andere, kann dieses Problem beiseite gelegt werden, so dass, wenn Sie zu diesem Punkt der Suche nach einem Mädchen zu bekommen, können Sie mehr Erfolg zu erreichen, die Verwaltung der Barrieren, die existieren, um eine Frau, die Sie anzieht, um eine Beziehung zu bilden treffen.

Die Leichtigkeit oder die Mittel, um Gespräche zu etablieren, ist eine Fähigkeit, die schrittweise erreicht wird, denn über das Flirten hinaus ist es wichtig, dass Sie den Fokus des Treffens mit Menschen nicht verlieren, denn das Wesentliche ist, zu genießen und eine gute Zeit zu haben, bis zu dem

Punkt, dass Sie mit einem größeren Maß an Sicherheit in Beziehung treten können, um die Angst zu verlieren, die Sie überwinden können.

• Setzen Sie auf Ihre Persönlichkeit

Es ist wichtig, dass sich Ihre Persönlichkeit als Mann nicht verändert, je nachdem, an welchem Date mit einem Mädchen Sie teilnehmen, denn wenn es einige Annäherungsversuche gibt, werden diese nicht als authentisch interpretiert, da später Ihre wahre Art des Seins aufgedeckt wird und für das Mädchen nicht angenehm sein kann.

Eine goldene Regel ist, es zu vermeiden, über sich selbst zu lügen, noch viel weniger über das, was Sie tun oder Ihr Alter, das gibt nur ein schlechtes Bild von Ihnen ab, auf diese Weise werden Sie nicht sehr weit kommen, wenn Sie das Mädchen treffen, denn irgendwann wird die Wahrheit herauskommen, so dass in der Zukunft alles im Chaos enden kann.

• Stellen Sie die Freude am Moment in den Vordergrund

Die Pläne zum Flirten müssen Hand in Hand mit Spaß gehen, da nach jeder Einladung das Ideal ist, eine gute Zeit zu haben, die gleichzeitig jede Absicht verringert, Sie als einen einfachen Jäger zu sehen, auch eine Frau schätzt die Absicht, dass Sie zeigen, sie zu kennen, anstatt nur ein sexuelles oder direktes Ziel.

Verzichten Sie auf eine solche invasive Haltung, lassen Sie diese leere Behandlung beiseite, so dass Natürlichkeit die Hauptsache ist, vor allem, weil Sie mit einem Mädchen ausgehen, das Sie mögen und das sollte in der Haltung, eine gute Zeit zu haben, beachtet werden, das gleiche passiert, wenn Sie allein ausgehen, ist es besser, sich auf die Erkundung des Ortes und was Sie tun können, egal wie viel Sie flirten können.

Es ist in Ordnung, wenn es bei dieser Gelegenheit keinen Durchbruch gibt, das Beste ist, sich an die Erfahrung zu erinnern und immer eine hohe Vorliebe für die Gesellschaft des Mädchens auszustrahlen, auf diese Weise verringern Sie die Verpflichtungen, um es zu einem lustigen Szenario zu machen, was Sie wiederum charmanter aussehen lässt, da Sie die Zeit und das Leben mit ihr priorisieren.

- **Denken Sie über Ihre körperliche Erscheinung nach**

Bei jedem Outing ist es wichtig, dass Sie sich mit einer dem Kontext angemessenen Erscheinung präsentieren, außerdem ist es ein viel bewussterer persönlicher Bezug, es geht nicht so sehr darum, in Kleidung zu investieren, wenn nicht in Hygiene, Sauberkeit ist ein Siegel, das Frauen weithin schätzen, aber jedes Zeichen von Ungepflegtheit verursacht nur Ablehnung.

Männerpflege umfasst Haare, Bart und alle anderen Details, die Sie vor dem Ausgehen anpassen können. Sie sollten darüber nachdenken, eine Creme zu verwenden, die die Art des Aussehens, das Sie vermitteln, verstärken kann, das Wesentliche ist, einen viel strahlenderen Stil zu erreichen, da diese persönlichen Züge viel mehr verlassen oder geschätzt werden als einige Muskeln.

Ein Mann jenseits jeder groben Persönlichkeit, muss auch eine Pflege für das, was es ausstrahlt, gibt es keine Entschuldigung zu vernachlässigen, da es nur ein grundlegender Schritt, wie es Hygiene ist, und die zweite ist einige Ergänzung als ein Parfüm zu bekräftigen, dass die Essenz, ohne Exzesse jeglicher Art, weder in der Pflege noch in Parfüm.

- **Wählen Sie entspannte Pläne und vermeiden Sie Unannehmlichkeiten**

Wenn Sie eine Verabredung oder einen Plan organisieren, bei dem Sie einen Flirt erwarten, ist es wichtig, dass Sie sich um die Stimmung des Augenblicks kümmern, dazu gehört auch die Art des Essens, das Sie wählen, denn manche Frauen finden es unangenehm, mit einem Mann zusammen zu sein, der Knoblauch isst oder betrunken ist.

Gelassenheit ist ein wichtiger Punkt, es sei denn, das Vertrauen ist schon viel weiter fortgeschritten, denn es gibt Details, die auch mit Kaugummi oder Vorsicht zwischendurch nicht zu vermeiden sind, selbst Ihre Freunde könnten sich durch diese Gesten belästigt fühlen, Sie sollten das vorhandene Vertrauen nicht missbrauchen, da einige Aspekte mit Toleranz zu tun haben.

- **Spielen Sie mit der Verführungskraft von Blicken**

In der Mitte der Bildung von Beziehungen, ein Weg, um eine enge Atmosphäre zu schaffen ist durch Blicke, es ist einfach und kann dazu führen, dass Sie ein nervöses Lachen, oder eine Art von Gegenseitigkeit, diese Aktion ist so entscheidend, dass es geglaubt wird, dass, wenn es fehlschlägt, gibt es nicht viel zu tun, um das Interesse des Mädchens zu bekommen.

Die Kreuzung der Blicke erreicht eine viel verlockender und attraktiver Ansatz, weil es in der Lage ist, jede Ebene der Funken zu wecken, ist das nächste, was zu tun ist, um einige Phrase, die einen zweiten physischen Schritt zu erwähnen, hilft der Blickkontakt das Mädchen kann denken, dass sie Ihre volle Aufmerksamkeit erhält.

Das einzige Maß, das man beachten muss, ist, dass es sich nicht um aggressive oder intensive Blicke handelt, zusätzlich zur Verwaltung der Art des Kontextes, denn wenn man unter Freunden ist, kann diese Art von Haltung als unangebracht eingestuft werden, das wichtigste Maß ist, dass man die Möglichkeit hat, diesen Blick mit einem Lächeln zu erwidern.

- **Schafft angenehmen Gesprächsstoff**

Die Einbeziehung interessanter Themen ist ideal, weil man ihre Meinung einholen kann, da man sich auch komplett kennenlernt, es ist eine viel gegenseitigere Linie, die den Druck des Flirtens löst, so dass es ein angenehmer Moment des Gesprächs wird, dafür kann man nach einer gemeinsamen Basis oder einer Leidenschaft suchen.

Eine negative Aktion, die Sie auf keinen Fall machen sollten, ist, Themen anzusprechen, die Konflikte erzeugen oder extremistisch sind, solche Vorstellungen erschweren nur, dass Sie sie kennenlernen können, und sie kann sogar eine Position ablehnen, die Sie zu einem Thema haben, das ihr am Herzen liegt, deshalb ist es ratsam, empfänglich zu sein und offene Themen anzusprechen.

Auf der anderen Seite ist es auch nicht sinnvoll, sich auf vertraute Themen einzulassen, wenn man sich nicht sicher ist, so dass eine allgemeinere Kategorie auf Hobbys, die Art der Musik oder Filme Ihrer Vorliebe gelegt wird, das Wesentliche ist, dass in den Themen keine Besserwisser-Haltung präsentiert wird und man bereit bleibt, von diesem Kontakt zu lernen.

Unfehlbare Handlungen, die jeder Mensch kennen sollte

Um ein für alle Mal zu flirten und die Hindernisse hinter sich zu lassen, müssen Sie bestimmte Techniken beherrschen, die für Männer nützlich sind, da die Aktion der Eroberung kein einfacher Schritt ist, und das erste, womit Sie kämpfen müssen, ist der Mangel an Vertrauen und Schüchternheit, das ist es, was jede Verführungsstrategie sinnlos macht.

Wenn das Flirten sehr kompliziert wird, können Sie zweifellos auf eine viel effektivere Hilfe setzen, es ist eine angemessene Garantie für Sie, diesen letzten Schritt zu machen, der durch die folgenden Tricks eingerahmt wird:

1.   Nutzen Sie Ihren Sinn für Humor in vollen Zügen

Der Humor ist eine grundlegende Qualität vor den Frauen, aus diesem Grund wird es so sehr mit der Tatsache des Verursachens der Gnade zu einer Frau bestanden, besonders wenn sie nach einem Ausbruch der Routine suchen, aus diesem Grund besitzt ein negativer Mann keine Gelegenheit im Moment des Flirtens, in der Tat, es wird ausgesetzt, um Ablehnungen der konstanten Weise zu erhalten.

Aber wenn es um Humor geht, geht es nicht darum, ihn bis zum Äußersten zu benutzen, Mäßigung ist nützlich, damit er nicht zu einer Eigenschaft wird, die so anstrengend ist, dass Witze im Übermaß völlig fehl am Platz sind, die Wette sollte auf Natürlichkeit bestehen, auf diese Weise werden unangebrachte Gesten vermindert.

2.   Bewahren Sie eine freundliche Haltung

Höflichkeit ist ein Zeichen und eine Art des Seins, die Sie nicht verlieren sollten, denn eine Frau sucht nicht nach einer ernsten Beziehung zu einem unhöflichen Mann, noch viel weniger, wenn sie nur flirten, was dazu zwingt, dass Freundlichkeit eine ständige Anforderung ist, da sie eine Aufmerksamkeit ist, die jeder Frau ein gutes Gefühl gibt.

Die Wertschätzung einer Frau für diese Art des Balzens ist einzigartig, daher können Sie sich von den Grundlagen, wie z.B. sie nicht zu unterbrechen, auf das Begleiten konzentrieren, denn das bedeutet aufmerksame Zuwendung, aber mit der Grenze, es nicht zu übertreiben.

Die ritterliche Seite eines Mannes sollte nicht überwältigend sein, sonst verliert es jede Art von Glanz, und kommt sogar als eine bedeutungslose Aktion empfangen werden, das Wesentliche ist, dass Sie nicht mit dem Mädchen zu überwältigen, zusätzlich zu vermeiden, um jeden Preis zu einem Macho-Verhalten zu präsentieren, denn sie sind Haltungen, die Sie nicht überall führen wird.

• Postuliert eine empfindliche Behandlung

Die Sensibilität eines Mannes ist ein großer Anziehungspunkt, wenn Sie also zeigen, dass Sie diese Art von Vision haben, werden Sie sich Frauen leicht nähern, Sie brauchen nur, dass die Behandlung süß ist, so können Sie mehr Aufmerksamkeit auf die emotionale Ebene, aber solange Sie sich wohl fühlen, diese Position zu haben.

Sensibilität kann leicht mit Selbstvertrauen und Stärke verschmelzen, da dies Elemente sind, die Ihre Persönlichkeit formen, die Hand in Hand mit dieser männlichen Seite geht. Sie können nicht zögern, ein Gleichgewicht dieser zu finden, so dass es in Ihrem Verhalten durchkommt, bis Sie das Zentrum der Aufmerksamkeit der Frauen sind.

- ## Ohne Manipulation und mit Natürlichkeit in jeder Handlung.

Beim Flirten sollte keine Situation erzwungen werden, da dies nur die Möglichkeit erhöht, dass Sie das Mädchen von Ihrer Seite wegstoßen, so dass jede falsche Haltung, wenn sie erkannt wird, nur dazu führt, dass Sie Ablehnungen erhalten, so dass eine Reaktion, die nicht scheitert, ist die Natürlichkeit, so dass in jedem Kontakt gibt es Aufrichtigkeit und ist eine entspannte Behandlung.

Keine Lüge durch größere Argumente, die Sie haben, wird gut empfangen werden, um zu flirten, eine Basis auf Unwahrheiten gebaut, nur am Ende ein chaotisches Ergebnis für beide auslösen, zeigt dies, dass overacting ist ein Feind nicht auf Ihre Beziehungen zu übernehmen, so dass Sie zu einem viel angenehmer Eroberung zu bekommen.

• Respektieren Sie ihren Raum

Der Kontakt mit einer Frau sollte nicht mit einer intensiven Begegnung beginnen, dies ist ein häufiger Fehler vor allem am Anfang oder wenn eine Beziehung noch nicht ausgereift ist, es ist schwerwiegend, weil es die Freiheiten beider einschränkt, der Respekt vor dem Raum des anderen ist ein Thema, das man nicht übersehen sollte.

Um keine emotionale Ermüdung bei dem Mädchen zu erzeugen, sollten Sie es vermeiden, sich in ihre Routine einzumischen, sondern darauf setzen, Teil ihrer Umgebung zu sein, ohne zu sehr in ihre Privatsphäre einzudringen, so dass die Beziehungsebene angenehm ist, so dass sie Sie irgendwann vermisst und die Initiative ergreift, um Sie zu bitten, Sie zu sehen.

• Vergessen Sie die Originalität nicht

Die Monotonie im Moment des Flirtens ist ein gemeinsamer Feind, deshalb hilft Ihnen das originelle Siegel, das Sie als Mann besitzen, einen privilegierten Platz und des Vertrauens auf dem Leben des Mädchens zu erhalten, außerdem ist es sehr einschränkend, dass Sie in der vollen Verführung ein Lob ausstrahlen, das millionenfach gehört und veröffentlicht wurde.

Die Pläne der Eroberung sollte nicht übersehen, die Vielfalt der Optionen, ist es von entscheidender Bedeutung, dass Sie vorschlagen können, etwas anderes zu tun, vor allem, was beinhaltet, eine gute Zeit, um die Atmosphäre lebendig zu halten Sie denken können, einschließlich Überraschungen, ist dies der Schlüssel für Sie, um mehr Dynamik zu gewinnen, um das Mädchen.

Die Geschmäcker beider sind es, die die Richtung der Beziehung vorgeben sollten, auch in jeder Phase der Verführung sollten Sie alles ruhig nehmen, es ist besser, dass alles fließend geht, anstatt Druck auszuüben, die Prozesse der Eroberung brauchen eine Verschnaufpause, damit die Momente in Erinnerung bleiben, bis sie Sie als Partner haben wollen.

Wie Sie beim Dating erfolgreich sind

Das Verstehen der wichtigsten Details bei der Partnersuche, ist ein Schritt, der viele Türen öffnen kann, um ohne viele Rückschläge zu flirten, um eine größere Anzahl von positiven

Antworten zu bekommen, die auf Ihre zukünftige Liebe hoffen lassen, dafür sollten Sie diese Maßnahmen in Betracht ziehen:

- **Diversifizieren Sie Ihre Strategien oder Orte zum Aufnehmen**

Es ist wichtig, dass beim Flirten nicht alles für selbstverständlich halten, dh es gibt keinen perfekten Weg, wenn nicht, können Sie andere Maßnahmen zu betrachten, so dass die Horizonte sollten offen sein, um mehr Optionen, die Sie mit Mädchen natürlich flirten können, eine Mentalität, die nur schiebt Sie zu suchen, um Mädchen auf einer Party zu treffen, begrenzt Sie von anderen Möglichkeiten.

Man weiß nie sicher, wo man die Liebe finden kann, also erleichtert eine offenere Sichtweise den Prozess, man muss alle seine Karten ausspielen, bis man eine Frau findet, die einem wirklich gefällt, vor allem, wenn es so viele Frauen gibt, die auf einen Eroberer warten oder suchen, also muss man seine Augen offener und bereitwilliger haben.

Wo auch immer Sie hingehen, gibt es eine großartige Situation, um Mädchen oder Freunde zu treffen, dies kann bei der

Arbeit, auf der Straße, in der Cafeteria oder jede Art von öffentlicher Umgebung sein, alle sind eine Gelegenheit selbst, aber Sie müssen diese wichtigen Punkte berücksichtigen:

Interaktion mit einem Mädchen in einem Supermarkt kann eine knifflige Aktivität sein, weil die meisten von ihnen einen Kontext ohne einen zusätzlichen Zweck zu besuchen, aber sie sind gewidmet, um ihr Ziel zu erfüllen, so müssen Sie taktvoll mit dem, was Sie versuchen, auf diese Umgebungen flirten sein.

Im Volksmund als bevorzugte Nachtumgebung angegeben, da viele Mädchen mit der klaren Absicht kommen, zu flirten oder zumindest eine gute Zeit zu haben, so dass man sich besser unter die Leute mischen kann, ohne dass es selbst eine Voraussetzung ist, mit einem Mädchen flirten zu müssen.

Am ratsamsten ist es, Gespräche zu beginnen oder auszugehen, um ein Mädchen kennenzulernen, und zwar auf Märkten und in der freien Natur, denn dort ist die Umgebung aufnahmefähiger, und es lassen sich viel zuverlässigere Gespräche führen, wobei es darauf ankommt, zu genießen und gleichzeitig auf Details wie ein Zeichen des Interesses zu achten.

Einige Männer verwenden als Faustregel, um sich in einem überfüllten Bereich zu präsentieren, das Tragen eines Ringes, die einen interessanteren Stil bietet, ist dies viel mehr auf reife Männer konzentriert, aber sonst, wenn Sie eine Frau mit einem Ring zu beobachten ist besser, nicht zu bestehen, wenn es keine Initiative von ihr, wie Sie sich auf eine klare Ablehnung aussetzen.

- **Studieren Sie eingehend über emotionale Beziehungen.**

Für jedes Land kann als Standard, einige Traditionen über die Art der Beziehung, die sich entwickelt, aber in der gleichen Weise können Sie diese Forschung, wo Sie bekommen, um einige Paradigmen, die Sie über Beziehungen haben zu klären, gewinnt emotionale Intelligenz, die sehr nützlich ist, um zu wissen, wie zu handeln, wenn Flirten.

Eine der klassischsten Fragen ist es, herauszufinden, was eine Frau an einem Mann mag oder anzieht, auf diese Weise können Sie eine Vorstellung davon bekommen, wie die Psyche von Frauen funktioniert.

Generieren Sie einen besseren sozialen Eindruck ist möglich, alle dank der Macht, die Informationen erzeugt, eine viel bewusster Umgang mit dem, was Frauen wollen, ist ein hohes Maß an Attraktivität, weil Sie einen Gentleman-Stil und voller Humor, die erfolgreich ist, aber vor allem, dass kommen, um ihre Stärken zu betonen entwickeln kann.

Ein wesentlicher Weg, um Vertrauen zu gewinnen, wenn Flirten ist zu erkundigen, soziale Macht durch Informationen erkennbar ist, die Ihnen hilft, die Fähigkeit, Gespräche zu etablieren, um ein zuverlässiges Verhalten haben, beiseite die Angst, die sehr mächtig ist, um attraktiv für eine Frau zu sein.

• Bringen Sie die beste Version von sich selbst hervor

In keinem Stadium eines Flirts kann man versuchen, ein Mädchen mit Unwahrheiten für sich zu gewinnen, denn ihre Persönlichkeit ist sehr scharfsinnig und sensibel zugleich, so dass sie eine Täuschung erkennen und kaum darüber hinwegsehen können, es ist ein Mangel an Respekt und Engagement, etwas vorzutäuschen, was man nicht ist.

Gleichzeitig lässt eine negative Version von sich selbst bei einer Frau wenig zu wünschen übrig, denn sie suchen nicht nach einem Mann, der ihr Leben in Ordnung bringt, also sollten Sie langfristig daran arbeiten, Sorgen und Ängste beiseite zu schieben, so können Sie für jede Frau ein besserer Partner sein.

Die Perspektive im Moment der Verführung einer Frau sollte festgelegt werden, aber ohne die Notwendigkeit, zu viel zu reden oder zu übertreiben über einige Verführungsstrategie, ist das Beste, um die Freundlichkeit einer guten Behandlung zu halten, so dass es ein echtes Interesse.

• Verbessern Sie positiv Ihre Körpersprache

Es besteht kein Zweifel, dass ein Element oder ein Aspekt, wie die Körpersprache, ein Element ist, das zählt, und Sie können damit beginnen, mit einem geraden Rücken zu stehen und jederzeit vollen Augenkontakt zu halten, all das sollte im gleichen Paket untergebracht werden, das Wesentliche ist, dass alles, was die Kommunikation betrifft, verbessert wird.

Die Körpersprache ist eine Übertragung von vielen Details im Auge zu behalten, wobei ein Signal, das gegenseitig werden kann, aus diesem Grund ist es eine Art der Kommunikation zu schätzen, während Sie über diese Demonstration lernen können, können Sie bessere Ergebnisse auf ein Datum zu bekommen, so in die Praxis umgesetzt die folgenden Regeln:

Erhöhen Sie das Niveau und die Stabilität des Augenkontakts, ein Übermaß an Augenkontakt kann passabler sein als ein Mangel daran.

Schauen Sie sie an und lächeln Sie, in der Mitte des Augenkontakts müssen Sie es mit einem Lächeln begleiten, das die Umgebung angenehmer machen kann, keine Notwendigkeit, wegzuschauen oder viel weniger, das Wesentliche ist, dass das Lächeln seine Sache macht.

Nicht starren, sondern üben, dass die Blicke nicht auf den Körper fixiert werden, da die Aufmerksamkeit zu Beginn auf das Gespräch gerichtet sein sollte.

Halten Sie zu allen Zeiten mit einer offenen Haltung, für diese sollten Sie eine Pose der entspannten Arme zu erreichen, um die Beine zu halten, ohne zu kreuzen, in jedem Fall sollten die Schultern nach hinten sein, mit der Nivellierung des Kopfes auf einem stabilen Niveau, auf diese Weise können Sie eine zuverlässige Präsentation vollständig und aufnahmefähig liefern.

Arbeiten Sie an Ihrer Kommunikation, denn eine Geste wie Stottern nimmt Sie nur von der attraktiven Pose weg, daher ist das Ziel, mit totaler Klarheit zu sprechen, sonst kann es als zweifelhafte Persönlichkeit interpretiert werden.

-Stand mit einer Neigung in der Nähe des Mädchens, wie Sie Interesse besitzen, um mit dem Mädchen zu sprechen, sollten Sie aufmerksam und in der Nähe zu halten, für den Fall, dass Sie sitzen können Sie versuchen, näher an ihr zu bleiben, wie die Gesichter ausgerichtet.

- **Beachten Sie die Verwirrung der Körpersprache**

In der Mitte eines Rendezvous, sowie die Posen Angelegenheit, in der gleichen Weise können Sie einen Teil von Ihnen, indem Sie es mit den Händen zu markieren, auf der anderen Seite, fügt auch die Interpretation der Gesten, die ein Mädchen emittiert, denn im Falle der Berührung ihrer Lippen, wenn Sie reden, kann es als eine Andeutung genommen werden.

Das Interesse einer Frau kann durch diese Art der Beobachtung abgeschätzt werden, es ist ein wichtiger Anreiz, obwohl es manchmal einfach nur jucken kann, daher sollten alle Hinweise mit Vorsicht genossen werden.

- **Jede Aktion zählt**

Bei dem Gedanken, ob ein Mädchen an Ihnen interessiert ist oder nicht, ist es das Richtige, die Situation selbst in die Hand zu nehmen, denn das ist besser, als drei Jahre zu warten oder mit ewigen Zweifeln zu leben, d.h. durch Nichthandeln einen großen Spielraum an negativen Konsequenzen zu spüren bzw. zu erleben.

Die Langsamkeit, das Herz einer Frau zu gewinnen, kann ein negativer Aspekt sein, mit dem man umgehen muss, vor allem, weil es in den meisten Fällen nicht funktioniert, vor allem, weil Frauen auf die Kühnheit eines Mannes warten, wenn Sie also die Gelegenheit haben, zu sagen, was Sie fühlen, dürfen Sie nicht zögern.

Die Demonstration von Interesse an einem Mädchen, ist eine kontinuierliche Aktion, um es bei jedem Date zu erfassen, um zu diesem Punkt zu gelangen, müssen Sie die Angst vor Ablehnung zu überwinden, müssen Sie nur die richtige Gelegenheit zu finden.

-Moderne Frauen mögen es nicht, zu lange zu warten, sondern müssen aktiv eingeladen werden. Deshalb ist es wichtig, den Mut zu bewahren, um sie um ein Date zu bitten und sogar den nächsten Schritt zu einer Annäherung zu wagen, unabhängig davon, ob sie attraktiv ist oder nicht.

Wenn Sie sich zu einem Mädchen hingezogen fühlen, ist es wichtig, dass Sie den richtigen Moment abwarten, um eine weitere Einladung auszusprechen, da es besser ist, Ihre Absichten schrittweise zu postulieren, perfektes Timing hilft, den Charme zu bewahren.

Die effektivsten Methoden, um ein Mädchen abzuschleppen

Wenn Sie flirten wollen und die Ergebnisse, die Sie erwarten, mit einem Mädchen zu bekommen, müssen Sie jedes Detail zu berücksichtigen, vor allem, wenn Sie nicht nach außen, dass der Wunsch, die Grundlagen ist es, eine Einladung zu erteilen, einfach zu sprechen, ist es wichtig, dass Sie Ausdauer zu halten und Sie können die folgenden Schritte verwenden:

1. **Organisieren einer Liste**

Vor dem Flirten können Sie eine Liste Ihrer Bedenken in Bezug auf ein Mädchen erstellen, dies können fehlende Themen, fehlende Pläne oder die Unbeholfenheit einer Umgebung sein, indem Sie diese Liste entwickeln, werden Sie in der Lage sein, sich auf die Überwindung von Widrigkeiten zu konzentrieren, eine anfängliche Basis erlaubt es Ihnen, den Sprung zu wagen oder den Anstoß zum Handeln.

2.   Achten Sie auf den flüssigen Ablauf eines Gesprächs

Ein Eintrag mitten im Flirten, es ist wichtig, ihn unter den Gesprächsthemen zu erstellen, die sich ergeben, wo Sie vermeiden sollten, eine kalte Antwort zu erhalten, aber wenn es passiert, was Sie tun sollten, ist, von dieser Idee abzulassen, einen letzten Flirtversuch zu posten, weil es passieren kann, dass das Thema, das Sie ansprechen, nicht in den Kontext oder die Absichten passt.

Auf der anderen Seite, wenn Sie von dem Mädchen eine warme oder kompatible Antwort erhalten, sollten Sie das Gespräch natürlich fließen lassen, das ist der Weg, um eine viel leidenschaftlichere Entwicklung zu haben.

-Es ist zweifellos eine große Herausforderung, ein Gespräch mit jemandem zu führen, den Sie kaum kennen, aber solange das Gesprächsthema einfacher wird, wird sie in der Lage sein, sich auf eine offene Art und Weise zu beteiligen, bei der Sie inkonsequente Meinungen einbringen können, wie z. B. die Art der Musik in der Umgebung hervorzuheben, ohne von der Ehrlichkeit des Themas abzulenken und mehr ins Detail zu gehen.

Versuchen Sie, das Gespräch nicht in ein Interview zu verwandeln, so dass einige Fragen, wie z. B. was Sie tun, wo Sie leben oder wo Sie studiert haben, keinen Platz haben, weil sie vielleicht für das emotionale Thema irrelevant sind, und noch viel weniger geeignet sind, wenn sie aus einer schnellen Abfolge kommen, die es in eine Belästigung verwandelt, ist es besser, spontan zu gehen.

3.   Machen Sie das Beste aus dem Humor

Eine universelle Sprache, mit der man sich in andere einfügt, ist durch Humor, das Gefühl, das er vermittelt, ist sehr positiv, aber es gibt Arten von Witzen für jede Person, da nicht alle gleich funktionieren, so dass man die Situation vermessen kann, bis es eine Situation der Reaktion des Mögens gibt, indem man Humor als subtilen Ansatz verwendet.

Egal, welche Vorstellung Sie von Ihrem Sinn für Humor haben, Sie können versuchen, ihn mitten im Gespräch herauszulassen, Sie können am Lachen des Mädchens ablesen, ob Sie aufhören oder weitermachen sollen, und wenn Interesse besteht, wird sie nett sein, um die Stimmung aufrechtzuerhalten, damit Sie sich besser fühlen.

4. Komplimente sollten einer subtilen Ebene folgen

Jedes Kompliment, das Sie machen, sollte auf natürliche Weise ausgedrückt werden, das ist es, was ein flüssiges Gespräch aufrechterhält, und falls ein Disjunktiv auftaucht, wird diese Art von Komfort zu diskutieren durch das aufgebaute Vertrauen erzeugt, wo Sie ein Kompliment einfügen können, ohne das Gespräch zu unterbrechen, es ist ein minimaler Flirt mit punktuellen Phrasen.

Die Reaktion, die Sie von einem Kompliment erwarten sollten, ist, dass das Mädchen zustimmt oder es annimmt, Sie sollten also nicht urteilen oder sich hinstellen, um zu bewerten, ob es egozentrisch ist, noch ob sie sich dafür schämt, vielleicht will sie das Kompliment sogar erwidern, das Wesentliche ist, dass Sie kommunizieren, wie viel Spaß Sie ihre Gegenwart finden.

5.   Zeigt den Willen oder die Veranlagung, die Sie besitzen

Ein Mädchen mag es nicht, sich mit einer Person zu verabreden, die kein Selbstvertrauen besitzt, geschweige denn, die Ihre Fragen nicht ehrlich beantwortet. Daher kann die Liebe oder Anziehung für sensible Jungs überwiegen, die sich auf ihre Interessen konzentrieren und ein permanentes Lächeln haben, wenn sie tun, was sie mögen, ohne sich dafür zu schämen.

Vermeiden Sie es nicht, Kritik zu üben, Sie können auf subtile Weise Ihren Standpunkt zu etwas hinzufügen, wie z. B.; Finden Sie es nicht übertrieben oder extremistisch, Sie können den Satz variieren, aber Sie können die Frage offen lassen, um zu wissen, was er denkt, Sie können auch Witze machen, die freundlich sind, weil ein Kerl angezogen sein kann, aber nicht geblendet, Sie können ihr helfen, sich zu verbessern.

6.   Fragen Sie nach seiner Nummer und bleiben Sie in Kontakt

Sobald der entscheidende Moment kommt, eine Begegnung zu beenden, ist es an der Zeit, nach ihrer Nummer, ihrer Privatadresse, ihrem sozialen Netzwerk oder nach irgendetwas zu fragen, das Sie in Kontakt hält, was gleichzeitig Ihren Wunsch bekräftigt, sie noch einmal zu sehen, was Sie mit einer Aussage darüber ergänzen können, wie viel Spaß Sie hatten.

Die Pläne, sie wieder zu sehen, werden aufgedeckt, wenn Sie den Wunsch ausstrahlen, sich noch einmal mit ihr zu treffen. Falls sie Ihnen keine Kommunikationsdaten zur Verfügung stellt, sollten Sie nicht aufhören, höflich zu sein, aber wenn Sie eine positive Antwort generieren, sollten Sie in Betracht ziehen, eine angemessene Zeit zu warten, um einen nächsten Termin zu vereinbaren, damit Sie nicht so verzweifelt oder desinteressiert aussehen.

7.   Die richtige Einstellung für ein gutes erstes Date

Ein gutes Date ist eines, bei dem man nicht zu viel Zeit schweigend miteinander verbringt, denn das bringt die Interaktion in Schwung. Das bedeutet aber nicht, dass man Orte wählen sollte, an denen es keine Gelegenheit für ein Gespräch gibt, wie z.B. bei Kinos, Konzerten und so weiter, am besten ist unter allen Umständen ein Raum zum Reden und Kennenlernen.

Gleichzeitig ist es nicht angebracht, einen teuren Ort zu wählen, nur um zu beeindrucken, da Sie möglicherweise das falsche Bild von Ihnen vermitteln. Um besser entscheiden zu können, können Sie eine Liste von Ideen und Alternativen erstellen, die eine tolle Zeit für Sie beide treffen, vor allem, da Frauen den Mann bevorzugen, um die Termine zu organisieren.

Wenn Sie zusätzliche Ideen während eines Dates haben, wie z.B. Schlittschuhlaufen gehen oder ein Auto mieten, ins Kino gehen und so weiter, kann das ein guter Vorschlag sein, aber es hängt von Ihrer Stimmung ab und wie die Situation ist, aber das geringste Risiko ist es, dem Klassiker wie Mittagessen zu folgen oder mit einem Kaffee fortzufahren, das Wesentliche ist, dass es Optionen gibt, um weiterhin Zeit miteinander zu verbringen, ohne sich zu langweilen.

Bieten Sie an, zu zahlen, ohne zu sehr darauf zu bestehen, in der traditionellen Art und Weise der gentlemanly Gesten, ist es üblich, die Einladung zu halten, bis die Rechnung gedeckt ist, so wählen Sie den Ort sollte auf Ihre Möglichkeiten angepasst werden, Frauen lieben diese konventionelle Bild und andere werden wollen, um geteilte Rechnungen zu zahlen, ist es am besten, um den Kommentar auszustellen und sehen, was sie bevorzugt.

Nicht zu viel Raum eindringen, auf einem ersten Date Raum ist ein Gefühl des Respekts zu halten, weil Sie nicht gehen, um sie in diesem Moment zu heiraten oder viel weniger, so dass von Anfang an, wenn der Ausgang ist pauta, rufen Sie nicht aufdringlich, vor allem, wenn sie am selben Tag treffen werden, ist es besser, was über persönlich zu sprechen.

Wenn Sie eine Planänderung erhalten, müssen Sie den Vorteil des Zweifels offen lassen, denn im Falle einer vollständigen Ablehnung, würde Minuten vorher angerufen haben und ohne die Möglichkeit, einen anderen Tag zu verlassen, so dass diese Kommunikation zu verschieben Sie sollten es nicht falsch verstehen, wenn nicht geduldig sein und ihr Interesse messen.

Wie man mit einem Freund flirtet

Wenn Sie mit einem Mädchen flirten wollen, gibt es viele Nachteile dazwischen, aber wenn es sich um eine bekannte Frau wie Ihre Freundin handelt, ändert sich alles komplett, denn es gibt mehr Faktoren dazwischen, damit eine echte Verbindung entstehen kann, wobei Sie folgende Aspekte beachten müssen:

- **Begründen Sie die Risiken**

Es besteht kein Zweifel daran, dass diese Verführungssituation eine der heikelsten ist, aber Sie können im Hinterkopf behalten, dass sie normalerweise nicht aufhören würde, Ihre Freundin zu sein, nur weil Sie sie um ein Date gebeten haben, selbst wenn sie nicht mit Ihnen ausgehen möchte, das Problem entsteht, wenn sie eine Ablehnung äußert und Sie diese nicht akzeptieren, sondern versuchen, sie erneut um ein Date zu bitten.

Auf der anderen Seite, wenn Sie eine normale Einladung als Freunde aussprechen, kann das Mädchen denken, dass Sie mit einem höheren Interesse als dem einer Freundschaft fortfahren. Wenn Sie also den Wunsch haben, mit Ihrer Freundin auf ein Date zu gehen, sollten Sie bedenken, dass Sie sich einer möglichen Ablehnung aussetzen, und sogar der Enttäuschung, dass Sie keine Freunde mehr sind, gibt es viele Szenarien.

- **Warten Sie auf etwas Zeit allein**

Damit Sie nicht die Angst oder die Möglichkeit haben, sich vor gemeinsamen Freunden zu blamieren, können Sie sich einen Anlass suchen, der für Sie beide intimer ist, auf diese Weise werden Sie sich unabhängig von den Tatsachen viel wohler fühlen, es gibt keinen Grund, durch einen Moment voller Herzschmerz zu gehen, wenn Sie geduldig sind.

• Eine einfache Einladung zum Ausgehen aussprechen

Anstatt eine peinliche Liebeserklärung abzugeben, können Sie alles auf der Ebene der Freundschaft belassen, indem Sie sie einfach fragen, ob sie mit Ihnen ausgeht. Egal wie sehr Sie Ihre Freundin lieben, wenn Sie diese Art von Gefühlen ausdrücken, werden Sie nichts ändern, weil Sie keinen Grund vermitteln, mit Ihnen auszugehen.

Am besten ist es, wenn Sie Ihre Gefühle diskret halten können. Auf diese Weise sehen Sie den Plan, auszugehen, als ein gewöhnliches Angebot an, ohne irgendwelche Bedingungen zu stellen, bis Sie Ihre Chancen erhöhen.

Seien Sie vorsichtig, wenn Sie Ihr Interesse daran zeigen, sie zu einem romantischen Date einzuladen. Am besten ist es, wenn ein einfaches Date, um Zeit miteinander zu verbringen, überwiegt, obwohl es nicht ausreicht, wenn Sie sehr offensichtlich sind, um Ihre Gefühle zu verbergen, da dies sogar zu einer gewissen Verwirrung führen kann.

- **Behalten Sie die Kontrolle über die Situation**

Unabhängig davon, wie das Angebot für ein Date war, sollten Sie als allgemeine Faustregel beibehalten, reif und höflich zu bleiben, das ist eine Verantwortung, damit Sie den Deal, den Sie mit Ihrer Freundin haben, nicht beschädigen, obwohl es Teil der Risiken dieser Art von Geschmack ist, und wenn sie ja sagt, müssen Sie immer noch Gelassenheit haben, in erster Linie.

Das erste Date ist noch nicht vorbei, daher ist Ruhe ein unabdingbarer Weg, vor jeder Ablehnung müssen Sie vermeiden, das Bedürfnis zu haben, sich zu revanchieren, sondern sich lieber entschuldigen, vermeiden Sie es, über die Ablehnung zu weinen, da dies eine Art sein kann, etwas zu erzwingen, was sie nicht fühlt.

Wie man mit einem Mitarbeiter flirtet

In der Arbeitsumgebung entwickelt sich eine unvermeidliche soziale Interaktion, dies kann dazu führen, dass Sie mit einem Mädchen flirten wollen, das Teil Ihres Arbeitsteams ist, aber gleichzeitig ist es eine komplexe Wahl, weil es die Zukunft der Arbeitsumgebung verändern kann, um diesen endgültigen Schritt zu machen, können Sie die folgenden Maßnahmen in Betracht ziehen:

1.   Analysieren Sie die Risiken

Es besteht kein Zweifel daran, dass in einer Arbeitsumgebung die Chance, ein Mädchen anzubaggern, real ist, aber gleichzeitig ist es ein Risiko, da Sie bei einer positiven oder negativen Aktion in ihrer Nähe arbeiten werden, was unangenehm sein kann, daher zählt bei dieser Art der Verführung jedes Detail.

Der Grad des Komforts, den Sie bei der Arbeit beibehalten wollen, ist ein Faktor, den Sie abschätzen müssen, da es Ergebnisse geben kann, die Sie berücksichtigen müssen, so dass Sie sich darum kümmern können, Maßnahmen zu entwickeln, um die negativen Auswirkungen zu reduzieren, was in diesem Fall das Arbeitsleben betrifft, so dass es kein Chaos ist, nachdem ein Durchbruch passiert.

2.   Berücksichtigen Sie das Sprichwort "nicht da defäkieren, wo Sie essen".

Dieses Sprichwort wurde im Laufe der Zeit angewandt, denn jedes Land hat einige Variationen, aber seine Bedeutung ist klar, denn es impliziert, dass es viel angenehmer sein wird, auf ein Date zu gehen, je näher man den Menschen ist, die nicht mit der Liebesbeziehung verbunden sind, ansonsten kann das Zusammensein mit ihr ein totales Drama sein und in Stress versinken.

In Sachen Arbeit bedeutet dies nur, dass Sie besser mit einem Mädchen flirten sollten, das nicht mit dieser Umgebung zu tun hat oder zumindest nicht so oft in Ihrer Nähe ist, was ein weiterer Aspekt ist, den Sie vermeiden können, um nicht in eine gewisse Langeweile oder ein Problem des Zusammenlebens zu geraten.

Wenn Sie nicht in einer großen Firma arbeiten, können Sie es sich zur Regel machen, Mädchen aus einer anderen Abteilung abzuholen, dann gibt es nicht so viele Umstände, mit denen man umgehen muss, das senkt das Niveau der Unbeholfenheit, weil sie in einer anderen Umgebung sein wird als Sie, also gibt es nicht so viel Stress über das Ergebnis.

3. Strahlt eine respektvolle Haltung aus

Respekt ist ein grundlegendes Element, um jede Art von Beziehung aufrechtzuerhalten, und bei einer Verabredung macht dies noch mehr Sinn. Wenn Sie also mit einem Mädchen aus dem Arbeitsumfeld zu tun haben, ist Respekt der Schlüssel, also sollte jeder Vorschlag aus ihrer Sicht eingeschätzt werden, d.h. Sie sollten darüber nachdenken, wie sie einen solchen Vorschlag oder Kommentar aufnehmen wird.

Auf der anderen Seite kennen Sie das Mädchen durch die einfache Tatsache, dass sie mit der Bereitschaft zur Arbeit kommt, nicht mit der Absicht, nach einem Kerl zu suchen, also müssen Sie vorsichtig sein, das Gleiche passiert, wenn es eine sehr stressige Umgebung ist, sie wird nicht mit jemandem ausgehen wollen, der sie an diesen Ort erinnert, es kann sogar so interpretiert werden, dass sie weiterarbeitet.

Es ist wichtig, dass Sie das Mädchen nicht dazu bringen, Angst zu haben, zur Arbeit zu gehen, weil sie Ihnen über den Weg läuft. Bevor Sie sie um ein Date bitten, können Sie also abschätzen, welche Art von Zukunft die Beziehung haben würde, oder ob es ein Mädchen ist, das die gleiche Vorstellung von einer Beziehung oder einem vorübergehenden Seitensprung hat.

-Inmitten der Eroberung des Mädchens nicht versäumen, höflich und prägnant zu sein, vor allem, wenn es einige Weigerung, mit Ihnen zu gehen, gibt es keinen Grund, in eine Art von Beharrlichkeit fallen, sondern weiterhin mit einer freundlichen Behandlung, da beharrende sehr selten geschätzt wird, da sie nicht wirklich interessiert sein kann, und alles wird ärgerlich.

4. Diskret handeln

Vor jeder Einladung zum Ausgehen sollten Sie auch bedenken, dass einige Kollegen sich nicht gerne in einem Umfeld von Romantik aufhalten, schon gar nicht, wenn es um die Entwicklung der Arbeit geht, selbst für Vorgesetzte wird dies als Produktivitätsverlust angesehen oder geht gegen die akzeptierten Verhaltensweisen.

Denn mitten in einem Arbeitsszenario kann es zu Ablenkungen wegen dieser Eroberung kommen, sowie zu Arbeitsstress wegen der Trennung. Bevor Sie also ein Mädchen bei der Arbeit ausfragen, sollten Sie so viel wie möglich versuchen, Ihre Absichten nicht so auffällig zu machen.

Ein Schlüssel ist es, die gleiche Dynamik oder Arbeitsweise beizubehalten, wenn man das Mädchen erobert oder sich mit ihm verabredet, auf diese Weise werden die Umgebungen nicht vermischt, dies verhindert, dass die Chefs mit dem Schicksal dieser Eroberung nicht einverstanden sind, auch sollten die Termine mit einer Regelmäßigkeit eingehalten werden, die die Arbeitsumgebung nicht verändert.

Vergessen Sie nicht, dass in der Arbeitswelt das Wichtigste die Arbeit ist, alles andere ist zweitrangig, egal was mit Ihnen beiden in der Beziehung passiert, das ist eine Einstellung, die Sie beibehalten sollten.

Tipps zum Flirten mit einem Mädchen, wenn Sie auf Reisen sind

Eine Möglichkeit, sich dem Abenteuer zu öffnen, ist es, auf eine Reise zu gehen. Wenn Sie also ein Mädchen treffen, können Sie in Erwägung ziehen, mit ihr zu flirten, indem Sie die entsprechenden Techniken und Tipps anwenden, um bei diesem Versuch, Ihr Gefühlsleben zu verändern, erfolgreich zu sein.

- **Analysiert die Art der Dynamik einer Reiseromanze**

Eine Reise kann sowohl das Motiv eines Familienvergnügens haben, als auch ein volles Vergnügen, in der Mitte dieser Dynamik kann man sich in einem Cafe oder einem Lokal mit einem Mädchen wiederfinden, mit dem man sich in der Mitte dieses Abenteuers verabreden kann, es ist auch eine Möglichkeit, diese Momente nicht alleine zu verbringen.

Bei Reisen ins Ausland oder innerhalb des Landes, können Sie jede Umgebung mit besserer Gesellschaft entdecken, wo Sie die Möglichkeit des Flirtens in Betracht ziehen können, da es kein Problem an sich darstellt, denn während Sie reisen, können Sie eine viel angenehmere Behandlung behalten, um jeden Moment zu leben, der die Übertragung bietet, aber ohne es als ein mehr oder etwas vorbei zu nehmen.

• Zeigt eine viel direktere Einstellung

Man kann nicht mit einem Mädchen flirten, wenn man bereit ist zu lügen, geschweige denn, dass man irgendeine Information verheimlichen sollte, das schafft nur eine falsche Verbindung und wird beiden nicht viel nützen, vor allem, weil mehr Intrige erzeugt, wenn man mit einer Person flirtet, die nur auf der Durchreise ist oder als ein Kontakt, der spontan entstanden ist.

Das Beste an dieser Art von Beziehung ist, dass Sie sich nicht einer vorzeitigen Verpflichtung unterwerfen müssen, sondern dass Sie beide erkennen, dass Sie sich in einer abenteuerlichen Situation befinden und die Möglichkeiten offener sind.

Eine Reise selbst, ist ein Gesprächsthema, also ein einfaches Szenario, um eine Beziehung aufzubauen, es gibt keine Probleme, dass einem die Ideen ausgehen oder ähnliches, also werden die traditionellen Bemühungen beiseite gelassen, mit der Erwähnung eines Details oder eines Ortes, den man besucht, dient es dazu, sich dem Mädchen zu nähern.

• Wenn Sie mit einem Mädchen flirten, müssen Sie schnell sein

Mitten auf einer Reise ist kein Platz für eine schüchterne Haltung, geschweige denn, sich zurückhaltend zu verhalten. Wenn Sie ein Date, einen Abend oder ein Treffen mit ihr wollen, müssen Sie die notwendigen Schritte unternehmen, um dies zu tun, ohne es aufzuschieben, da Sie Gefahr laufen, sie nicht mehr zu sehen, außerdem wird sie nicht wissen, welche Art von Interesse Sie für sie haben, wenn Sie es nicht zeigen.

Anstatt langsam vorzugehen und nur nach seiner Nummer zu fragen, können Sie ein Date auf einer Tour vorschlagen, auf diese Weise können Sie auch ein Gesprächsthema aufbringen, bei dem er Orte vorschlägt, die er besuchen möchte und umgekehrt, um sich einen anderen nächsten Ansatz zu überlegen, der Schlüssel ist, eine Haltung des Abenteuers und gleichzeitig des Flirtens beizubehalten.

- **Zögern Sie nicht, treu zu bleiben**

Wenn Sie eine Freundin oder jemanden haben, der auf Sie wartet, wenn Sie von der Reise zurückkehren, sollten Sie auf keinen Fall versuchen, etwas mit einem Mädchen auf der Reise zu haben, denn das ist eine feige Haltung und gleichzeitig ist es unfair gegenüber dem Mädchen auf der Reise, denn sie kann es herausfinden und es schafft Chaos in der Mitte der Reise, es ist eine schwere Frage für Ihr Gewissen.

Es ist dasselbe, wie wenn Sie zurückkommen und herausfinden, dass Ihr Mädchen mit einem anderen Mann auf einen Wochenendausflug gegangen ist, oder andererseits, dass sie Ihre Gesellschaft immer wieder vermisst hat, also gefährden Sie keine Beziehung, oder spielen Sie mit den Gefühlen von beiden, weil alles in einer emotionalen Katastrophe enden kann.

In jedem Fall, in dem Sie Ihre Beziehung beenden wollen, weil Sie während der Reise meditiert haben, ist das Ideal, dass Sie zuerst diese Verbindung beiseite legen können, um sich für einen anderen öffnen zu können, es ist nutzlos, hinter dem Rücken der beiden Mädchen zu handeln, als Single haben Sie mehr Möglichkeiten, unabhängig zu handeln.

Tipps, wie man ein Mädchen in jeder Lebenslage abholt

Jenseits des Szenarios oder der Situation, in der Sie sich befinden, wird das Flirten selbst zu einer Kunst, da jeder Auftritt zählt und die Eindrücke, die Sie erzeugen können, in voller Erwartung sind. Um den Druck, der in diesem Prozess besteht, beiseite zu lassen, können Sie die folgenden Tipps anwenden:

1.   Üben Sie jeden Tipp

Das Üben der genannten Techniken ist es, was Sie zu einem Meister der Verführung machen wird, oder zumindest Ihre Erfolgschancen bei Frauen erhöht, da Sie einen wichtigen Beitrag zur Sicherheit haben werden, der es Ihnen ermöglicht, die Angst loszuwerden, bis Sie eine Beziehung zu einer Frau haben.

Um eine bessere Perspektive beim Flirten zu haben, lohnt es sich, die Beziehungsbildung zu kennen und sich zu erkundigen, da dies ein Weg ist, sich besser zurechtzufinden. Dies hilft Ihnen, sich daran zu gewöhnen, diese Art von Kontakt ohne Nervosität zu haben, was die Kommunikation erleichtert und den einschüchternden Aspekt völlig beiseite lässt.

2. Geben Sie ein ausgewogenes Angebot ab

Sie sollten eine Frau immer als ebenbürtig behandeln, denn wenn Sie es auf sich nehmen, ihr eine überlegene Rolle zuzuweisen, strahlen Sie nur die Haltung eines unterlegenen Mannes aus, Sie sollten sie also nicht über sich stellen, das bedeutet nicht, dass Sie sie schlecht behandeln sollten, sondern dass Sie auf subtile Weise Wertschätzung aufbauen können, statt ihr zu schmeicheln.

3. Einen Termin vereinbaren wollen

Wenn Sie möchten, dass sich ein Date manifestiert, können Sie verschiedene Wege wählen, entweder über eine Website oder eine Dating-App, auch soziale Netzwerke funktionieren als idealer Weg dafür, um herauszufinden, woran er interessiert ist und einen Vorteil bei ihm zu erlangen, so gibt es heutzutage viele Möglichkeiten, ein Gespräch zu beginnen oder mit einem Mädchen zu flirten.

4. Lose wirken

Der Eindruck zählt, aber auch die Art und Weise, wie Sie sich verhalten, deshalb sollten Sie sich vor einer Frau nicht ängstlich oder total roboterhaft präsentieren, Sie können nervös sein, aber Kontrolle ist alles, das gute Management einer Verabredung wird Ihnen helfen, zu projizieren, wer Sie wirklich sind und auch das Mädchen kann Vertrauen in Sie fühlen.

5.   Erwarten Sie eine erwiderte Geste

Interpretation spielt eine wichtige Rolle, so dass, wenn Sie eine Phrase oder Aktion, ein Auge auf, wie Sie reagieren, um einen zweiten Schritt zu nehmen, hilft dies nicht zu einem viel mehr unangenehme Situation, ist es wichtig, diese Maßnahmen beim Flirten zu halten, ist es nicht notwendig, davon auszugehen, dass Sie ihm gefallen müssen.

Kein Mädchen ist an Andeutungen interessiert, geschweige denn an Verwirrung, also müssen Sie zu jeder Zeit an Klarheit und ein gutes Verständnis appellieren, in irgendeinem Szenario, mit dem Sie sie beeindrucken, müssen Sie die Zeit ihr Ding machen lassen, damit sie eine natürliche Reaktion auf Sie ausstrahlt.

6.   Mit dem Wunsch konfrontiert, mit einem Mädchen zu flirten, das viele Verehrer hat

Einige Mädchen mit einem Verehrer, können Sie ihre Aufmerksamkeit über andere zu bekommen, indem sie positiv, und vor allem gentlemanly, gibt es keinen Grund zu konkurrieren oder zeigen jede Wut, wenn nicht genießen Sie ihre Gesellschaft, so dass sie eine Anziehung für Sie entwickeln kann, ist dies ein Weg, um zu prüfen, nicht zu viel in diesem Prozess zu leiden.

Was man beim Flirten mit einem Mädchen vermeiden sollte

Die folgenden Empfehlungen sind einige Maßnahmen, die das Risiko beim Flirten mit einem Mädchen verringern werden, Sie können diese Verbote durchführen:

- Starren Sie das Mädchen nicht an, das Beste, was Sie tun können, ist, auf die Position ihrer Augen zu achten, anstatt auf einen anderen Teil ihres Körpers zu schauen, der die Sache zwischen Ihnen beiden durcheinander bringen könnte, alles ist möglich, außer Starren, da es ab einem bestimmten Punkt unangenehm sein kann.

- Verströmen Sie nicht den Eindruck von Unsicherheit oder Autorität, da diese Art von Persönlichkeit nur Ihre Chancen auf Eroberung verringert, Mädchen wollen nicht auf einen Mann treffen, der sich wie ein Tier verhält, wenn sie im Gegenteil Spaß haben und genießen wollen, ist die Absicht, dass Sie gute Gründe ausstrahlen.

- Zeigen Sie sich nicht als Anmachkünstler, das Auftreten vor einem Mädchen mit dieser Absicht erzeugt nur den Eindruck, dass Sie das Gleiche mit anderen machen, außerdem schränkt das Befolgen von geplanten Einstellungen Ihre gewagte Persönlichkeit ein, das bewirkt, dass das Angemessenste ist, einen freiwilligen Weg ohne so viele Zumutungen zu gehen.

Techniken, die Mädchen lieben

Zu viel Zeit online zu verbringen, erzeugt zwei Arten von Verhaltensweisen auf Männer, erstens gibt es die Männer, die zu sensibel sind, die keinen einzigen Finger rühren und darauf warten, dass die Liebe seines Lebens an seine Tür klopft, oder auf der anderen Seite gibt es diejenigen, die flirten, indem sie eine viel liberalere Facette von sich selbst veröffentlichen.

Das heißt, diese letzte Art des Seins, drückt aus, dass Männer gewidmet sind, viel mehr bedrohliche Inhalte zu veröffentlichen, um attraktiv aussehen, diese beiden Bilder nicht gruppieren 100% der Männer, aber es wird gemeinsamer

Nenner in der Meinung der Frauen, so dass die Methoden der Verführung sollte auf das, was eine Frau sehnt bleiben.

Wenn Sie offenere Annäherungen generieren, können Sie zu einem erotischeren Zustand eskalieren, ohne eine Beziehung so sehr erzwingen zu müssen. Der Umgang mit romantischeren Ideen wird es Ihnen ermöglichen, sich für das zu öffnen, was eine Frau in einem Mann zu finden wünscht, vor allem, um aufzudecken, dass nicht jeder gleich ist oder diese Visionen hat.

Um eine Frau zu finden, die wirklich etwas für Sie empfindet, müssen Sie sich mit den Erwartungen auseinandersetzen, die an eine Beziehung gestellt werden, denn es geht nicht darum, sich gewissenlos zu verhalten, geschweige denn sie zu zwingen, etwas mit Ihnen zu haben, sondern im Gegenteil, Sie müssen sie kennen, um sie wirklich zu erobern.

Der erste Schritt, den Sie tun sollten, ist, jedes Szenario zu untersuchen, auf diese Weise können Sie Ihren romantischen Modus an die Umgebung und die Mädchen selbst anpassen, denn jede Persönlichkeit muss tolerant sein, um eine echte Bindung zu bilden, und verstehen, dass die Interaktion beim Flirten eine Aktion von zwei ist.

1. Soziale Netzwerke und Dating-Anwendungen

Für die meisten Männer ist es üblich, jeden Post eines Mädchens, an dem sie interessiert sind, zu stalken oder zu verfolgen. Das Gleiche gilt für die Nutzung von Tinder, da Sie vielleicht auf einige auffällige Profile stoßen, die Sie nicht aufhören wollen zu sehen, es ist ein modernes Spiel, um auf digitalem Wege ein Date zu bekommen.

Das Seltsame ist, dass Sie eine seltsame Haltung zu bekommen, wo Sie sich widmen, um das Profil der Mädchen für mehr als 15 Minuten als eine Besessenheit zu sehen, da dies nichts gesund hat, plus Sie sollten nicht in eine leere Seite fallen, nur auf die oberflächliche schauen, dass das Verhalten ist üblich, in der Einsamkeit oder Verzweiflung zu sein.

Sie sollten sich nicht als Enthusiast bezeichnen und das dann in Ihr Profil schreiben, um eine gewisse Anziehungskraft zu erzeugen, denn diese Worte werden kein Ersatz oder eine Beschreibung Ihrer Persönlichkeit sein, außerdem ist ein Mädchen nicht daran interessiert, also ist es besser und expliziter, ein Ganzkörperfoto zu veröffentlichen, es hängt alles von Ihren Qualitäten ab.

Bei Tinder-Chats sollten Sie es vermeiden, Gespräche über Pläne für das Wochenende oder andere allgemeine Themen anzusprechen. Der beste Schritt ist es, sie direkt um ein Date zu bitten, so beschränken Sie sich auf einfache Schritte statt auf Banalitäten.

- **Worüber sie persönlich sprechen möchten**

Normalerweise gewöhnen sich Männer daran, das Gleiche zu sagen, was sie mit einem reden, sie kopieren und fügen es mit einem anderen ein, aber wenn Sie persönlich reden, ändert sich alles, weil es Ihre wahre Persönlichkeit aufdeckt, vor allem, weil einige Mädchen es lieben, angesprochen zu werden, aber es fügt den Faktor hinzu, die Umgebung zu berücksichtigen, weil sie nicht überall flirten wollen.

Es ist wichtig, dass in der Mitte eines Gesprächs auch körperliche Annäherungen entwickelt werden, weil jede Frau an einem gewissen Punkt in der Verführung nur der Mann sein will, der den Schritt machen kann, aber ohne das Charisma sowie die Essenz des Moments zu verlieren, denn ohne den Moment zu zünden, sollten Sie keine Wahl treffen.

Ein weiterer wichtiger Punkt ist, dass, wenn Sie Gespräche über Ihre privaten Teile haben, zeigen Sie sie nicht durch Fotos, körperlicher Kontakt ist das, was mehr wert ist, so dass die meisten ratsam ist, dass Sie eine Annäherung unter Ausnutzung der Umstände haben können, sonst können Sie mehr Ablehnungen online bekommen.

- **Frauen lieben Hauspartys**

In jedem Teil der Welt liebt es eine alleinstehende Frau, eine Pause von der Gesellschaft zu nehmen, daher ist eine Party ein idealer Weg, um mit einem Mädchen intim zu werden, aber unter einer häuslichen Umgebung kann eine viel spannendere Atmosphäre entstehen, da es mehr Möglichkeiten gibt, die Verführung auf eine andere, mehr physische Ebene zu bringen.

Eine Hausparty sinkt in der Regel um 4 Uhr morgens, der Rest ist nach den Möglichkeiten, die Sie für Sie haben, um eine sinnliche Annäherung zu haben, es ist die gefährliche Seite dieser Art von Umgebung, weil Müdigkeit kann dazu führen, dass Sie ein schlechtes Bild auf das Mädchen ausstrahlen, so können Sie einige Phrase für diesen Moment zu speichern.

Was Sie sich bewahren sollten, ist Optimismus, denn Singles sind diejenigen, die den meisten Spaß und die meisten Möglichkeiten auf einer Party haben, also können Sie sich entspannen und auf das Endergebnis warten, um das Mädchen anzusprechen.

- **Was sie in Bars und Nachtclubs am meisten erwarten**

Abgesehen von einer Party zu Hause gehen reifere Menschen lieber in Bars und Nachtclubs, da sie dort mit einem Freundeskreis hingehen können und nicht gestört werden, es ist eine Umgebung, in der man besser experimentieren kann, um in der Öffentlichkeit zu flirten, vor allem, um die Freiheit zu haben, den Alkohol auszunutzen.

Egal, welche Art von Persönlichkeit Sie besitzen, es gibt Bars für alles, vom Rauchen bis zum Ausgehen zum Tanzen zu lateinamerikanischer Musik, dies hilft Ihnen auch, ein Mädchen zu bekommen, das zu dem passt, was Sie gerne tun, dies ist nützlich für Männer, die einen guten Gesprächsrhythmus besitzen, sowie einen fesselnden Körperrhythmus, um sie zum Tanzen zu bitten.

Auf der anderen Seite ist ein Gespräch an der Bar machbar, um das Mädchen, an dem Sie interessiert sind, näher kennenzulernen, oder Sie können jemandem helfen, der mehr als 5 Minuten an der Bar fragt, ohne bedient zu werden, diese Art von Details hinterlässt eine wichtige Spur, so dass die Chemie leichter fließen kann, der Rest ist zu lächeln und mit dem Rhythmus der Umgebung mitzugehen.

Zögern Sie nicht, sich bei der geringsten Gelegenheit vorzustellen, denn eine Frau will sich mit dieser Art von Initiative, Ritterlichkeit wird immer noch über Feminismus geschätzt, selbst wenn Sie sie nur ansprechen können, um darüber zu sprechen, wie unhöflich sie an der Bar sind, ist es eine subtilere Form der Unterstützung, ohne über ihren Kopf zu gehen.

Inmitten dieser Umgebung kann der Zweifel aufkommen, wie man feststellen kann, ob das Mädchen Sie mag, das Übliche ist, die Reaktion ihrer Freunde zu messen, Sie können auch visualisieren, ob sie Ihnen die ganze Nacht hindurch Signale gegeben hat, dazu kommt die Tatsache, zu beurteilen, ob sie ein freundliches Gesicht hat, zu versuchen, ihren Arm zu berühren, um sich zu nähern.

- **Flirten in einem privaten Bereich**

Um die Liebe zu finden, müssen Sie bereit sein, es in jeder Umgebung zu versuchen. Daher sollten Sie wissen, dass ein idealer Ort ist, ein Gespräch zum Beispiel im Raucherbereich oder in einem abgelegeneren Bereich zu beginnen, da dies Bereiche sind, die die meiste Zeit im Dunkeln bleiben und Ihnen helfen können, sich zu steigern.

Wenn Sie zum Beispiel nicht rauchen, zögern Sie nicht, so zu tun, als ob, denn es ist eine offene Tür, um mit Mädchen zu flirten, vor jedem Mangel an Gelegenheit, können Sie diejenigen, die die Geldbörse der anderen Freunde halten, zu nähern, wie sie sind Typen von Frauen, die lieben, aus dieser Langeweile genommen werden.

Bieten Sie ihr ein Getränk oder eine Zigarette an, das Ideal ist, dass die gute Stimmung, die in diesem Club oder Bereich herrscht, dies Leben in jede Art von Gespräch bringt, auch in ein gutes Geschäft, so dass das Mädchen mit der Art und Weise, wie Sie aufmerksam sind, erstaunt sein kann, können Sie sogar nach einem Feuerzeug für sie suchen, um weiter zu rauchen.

Es gibt nichts Unangenehmeres als einen Moment in Stille, deshalb machen diese Umgebungen alles einfacher, entweder mit einer Zigarette oder einem Getränk, aber dies sollte nicht Ihr Ego aus irgendeinem Grund steigern, sondern Sie müssen ein Merkmal der Aufmerksamkeit auf das Mädchen halten, da dies sie völlig fasziniert.

- **Werden Sie der Märchenprinz vor seinen Freundinnen**

Wenn Sie ein Mädchen isoliert haben, sollten Sie beim Flirten in einer Gruppe die Meinung und Wirkung des Umfelds nicht unterschätzen, denn die Gruppe ist auch selbst ein Einfluss für das Mädchen, daher sollten Sie sich vor ihr hervortun, vor allem wenn ihre beste Freundin anwesend ist, denn sie wirkt überfürsorglich und könnte Sie verurteilen.

Aus diesem Grund, damit niemand Ihre Pläne durchkreuzt, müssen Sie sich darauf konzentrieren, ihre Freunde in besonderer Weise zu behandeln, sowie das Mädchen vor ihnen, so dass die Hauptsache ist, Ihr Interesse an nur einem deutlich zu machen, so dass es keine Unstimmigkeiten zwischen ihnen, zu wissen, dass Sie mit ihrer Freundin flirten wollen, werden sie die Aufmerksamkeit auf beide von Ihnen zu konzentrieren.

Wenn Sie einmal im Gespräch sind, sollten Sie nicht den Fehler machen, irgendwelche Witze zu erwähnen, versuchen

Sie nicht einmal, den anderen zu überzeugen, wenn Sie beim ersten gescheitert sind, und schließlich sollten Sie nicht um alles in der Welt einen Dreier andeuten, denn Sie sind zusammen, kennen sich kaum und das macht es zu einem großen Risiko.

Eine ratsamere Maßnahme ist es, nett zu ihren Freunden zu sein, es geht nicht darum, zu flirten, wenn nicht, dass sie dich mögen, bis zu dem Punkt, dass sie sich eifersüchtig auf dieses Interesse fühlen, also musst du ein aktives Gespräch mit ihnen führen, du kannst dir helfen, zu entschlüsseln, welches der Führer ist, um sich bei ihr bemerkbar zu machen.

Ihre Freunde auf Ihrer Seite zu haben, ist ein idealer Vorteil beim Flirten, anstatt sich einfach in die Kritik zu stürzen, die entstehen kann, also zögern Sie nicht, liebevoll oder aufmerksam zu sein, aber in einem Sinne, in dem sie es bemerken kann, auf diese Weise werden Sie auf eine positive Art und Weise geschätzt, sich auf diese Weise hervorzuheben, öffnet die Türen einer Verführungsbeeinflussung durch ihre Freunde.

Die idealen Phrasen, um einen Chat beim Flirten zu beginnen

Denken wie eine Frau, ist eine Haltung, die Männer annehmen sollten, um leichter zu flirten, Sie verstehen auch, wie wichtig es ist, ein attraktives Bild auf die Mädchen nicht zu verlieren, sowie Sie müssen Pflege über das, was Sie ausdrücken, das ist, was unterscheidet Sie von dem Rest der Männer, die getroffen und abgelehnt haben.

Das Herz einer Frau zu stehlen, ein Flegel zu sein, ist definitiv nicht das, was sie suchen, diese Idee ist sehr wenig genossen, es füttert auch falsches Selbstwertgefühl, Sie sollten sich immer darum kümmern, was Mädchen von Ihnen denken, zumal es ein sicherer Weg ist, ein Maß an Provokation auf das Mädchen zu erzeugen.

Die Neugier einer Frau zu wecken ist eine machbare Aktion, aber ohne zu intrigieren, das ist die Persönlichkeit, die Sie postulieren sollten, wenn Sie im vollen Chat mit einem Mädchen sind, andernfalls können Sie ein Bild ausstrahlen, dass Sie unerreichbar für jedes Mädchen sind, da Sie genau das Gegenteil sind, das Sie erreichen wollen, um eine Frau zu verführen.

Die meisten Frauen wissen, worum es bei den Spielen oder Techniken geht, das heißt, wenn es eine Antwort gibt, dann deshalb, weil sie selbst vorankommen wollen, so dass man sie zu keinem Zeitpunkt für naiv halten kann, geschweige denn, dass man ihre Erfahrung beurteilen kann, was den Gedanken verstärkt, dass man keine falschen Informationen herausgeben sollte.

1. **Wie man die Idee eines auftretenden Mädchens hinzufügt**

Der Wendepunkt beim Flirten mit einem Mädchen, ist, wie man das Thema Sex in voller Verführung zu bringen, hängt dies auf die Messung der Balance der Situation, um es zu einem heiklen Ereignis als erwartet, um diesen Punkt zu erreichen, vermeiden Sie die Einbeziehung einer Phrase so direkt, dass die Atmosphäre bricht.

Anstatt etwas Schmutziges auszudrücken, sollten Sie alles fließen lassen, damit Sie keine Ablehnungsreaktion bekommen, denn es ist ein großer Unterschied, ob Sie sie kitzeln oder ihr etwas so Schmutziges sagen, dass sie vor Ihnen weglaufen möchte.

Es gibt keinen Grund, mitten in einem Date Angst zu empfinden, Sie stehen bereits vor dem Mädchen und es gibt nicht mehr viel zu denken, denn jeder potentielle Flirt erfordert Willen, um die Zeiten zu messen, in denen Sie sich fragen können, ob es an der Zeit ist, sie zu küssen, aber bevor Sie handeln, denken Sie daran, etwas vorzuschlagen und somit subtil zu handeln.

Jede Bewegung muss einer natürlichen Bestimmung folgen, lassen Sie die Nervosität für später, überstürzen Sie die Situation nicht, denn Sie kaufen nicht in einem Geschäft, es geht um das Lesen, sowie um das Bewusstsein der Grenzen, die Sie haben, damit Sie die Geduld haben, die in diesen Momenten nötig ist.

2.   Ruinieren Sie nicht den Moment in Ihrer Wohnung

Einmal in Ihrer Wohnung, ist es Zeit zu handeln, es gibt keinen Grund, den körperlichen Fortschritt zu verschieben, noch viel weniger, wenn Sie für eine lange Zeit gesprochen haben, wenn sie in Ihrer Wohnung ist, weil sie zu Ihnen angezogen wird, was ins Spiel kommt, ist der Aspekt der Einstellung, wo Sie vermeiden sollten, etwas zu tun, das die Leidenschaft schneidet.

Dies bedeutet, dass vor dem Mädchen ist nicht die Zeit, um die Blätter zu ändern, es sei denn, Sie sie ablenken, auf der anderen Seite, nicht in die Versuchung fallen, ihr eine Tour durch das Haus zu geben, da sie nicht gekommen, um Ihr Eigentum zu sehen, wenn nicht, um einen Moment mit Ihnen zu haben, ist es eine Umgebung, wo Sie müssen direkt sein und weiter.

In ähnlicher Weise, wenn Ihr Zimmer ist zu unordentlich, um die Leidenschaft zu brechen, ist es besser, im Wohnzimmer zu bleiben, weil sonst können Sie alles, was Sie in dieser Nacht erreicht hatte, rückgängig zu machen, wenn Sie Musikinstrumente haben, ist nicht die Zeit, um Ihr Können zu demonstrieren, kann es später dazu dienen, es mehr Spaß zu machen.

In der Mitte der Verführung gibt es keine Notwendigkeit, die Dynamik zu überstürzen, das bedeutet, dass es nicht empfohlen wird, dass Sie zum Ausdruck bringen, dass Sie nicht auf der Suche nach etwas Ernstem sind, auf diese Weise können Sie flirten und die Intimität Ihres Partners ohne Probleme erhöhen, es ist eine Errungenschaft der Momente ohne zu zögern oder zu bestehen, wenn die Zeit kommt.

Techniken zum Flirten mit Fremden

Sie müssen bedenken, dass beim Flirten mit einem Mädchen keine aphrodisierende Maßnahme vorgestellt wird, sondern Techniken angewendet werden, die Ergebnisse bringen, denn ein Mädchen zu verführen ist keine einfache Aufgabe, viele Männer möchten dieses Thema in der Tiefe studieren, da der Grad der Nützlichkeit hoch ist, um eine Philosophie der Anziehung der Mädchen, die Sie wollen, einzubauen.

Alles beginnt damit, dass ein Mann ein Mädchen kennenlernt, und von diesem Moment an kann man eine ganze Reihe von Aktionen entwickeln, die einem den Weg erleichtern:

- **Verhalten Sie sich so, als wären Sie im Urlaub**

Wenn Sie im Urlaub sind, erkunden Sie alles mit Neugier, sowie darauf bestehen, Menschen zu treffen, ist diese gleiche Haltung mit Flirten verbunden, das Beste ist, dass dies die Tür öffnet, um Ihnen Spaß und überraschende Ereignisse passieren, in der gleichen Weise sollten Sie es wagen, genau wie Sie während der Reise ein Getränk anbieten würde.

Auf diese Weise können Sie sich jedes Mal, wenn Sie ausgehen, mit einer ähnlichen Vision einrichten, Sie leben in einer wunderbaren Stadt, die es zu erkunden gilt. Indem Sie alles durch eine andere Linse betrachten, können Sie die Möglichkeiten für Sie erweitern, die Frauen um Sie herum zu bemerken, Sie könnten ein Interesse übersehen.

• Befreien Sie sich von der Routine

In der Mitte jeder Woche ist es wichtig, dass Sie den Rhythmus brechen, Sie haben die Kontrolle, um es zu erreichen, Sie müssen nur an etwas denken, das Sie nicht getan haben, so können Sie den Willen haben, an Orte zu gehen, die Sie nicht gewohnt sind, zu besuchen, vor allem, wenn sie anfällig sind, um Menschen zu treffen und sogar erlauben Ihnen zu flirten.

• Besucht häufig Restaurants

Wenn Sie zum Mittagessen gehen, können Sie darüber nachdenken, an einen offenen Ort zu gehen, da dies Teil Ihrer Routine ist und statt langweilig zu sein, kann es selbst in ein Abenteuer verwandelt werden, da das Mittagessen eine Gelegenheit ist, Frauen zu treffen.

• Alleine irgendwo hingehen

Es ist keine gute Idee, in einer Gruppe auszugehen, um zu flirten. Es ist besser, ein Mädchen oder eine Gruppe von Freunden alleine anzusprechen, so können Sie sie auch besser kennen lernen, denn eine Frau könnte sich von einer Gruppe von Männern eingeschüchtert fühlen oder denken, dass Sie eine Freundin haben, wenn Sie mit einer Frau ausgehen.

- **Lächeln Sie die meiste Zeit und bleiben Sie freundlich.**

Wenn Sie auf dem Weg zur Arbeit herumlaufen, zögern Sie nicht, jeden anzulächeln, es ist ein Geschenk, dem keine Frau widerstehen kann, sie wird vielleicht zusehen und sich angezogen fühlen.

- **Erwägen Sie, ins Fitnessstudio zu gehen**

Eine verlockende Seite eines Mannes ist es, diese sportliche und attraktive Seite hervorzuheben, und es gibt keinen Zweifel, dass ein Fitnessstudio die ideale Umgebung ist, um sich als ein großartiger Kandidat zu postulieren, Sie können eine Menge Mädchen treffen, sowie Freunde und Sie werden den Vorteil nutzen, in Form zu kommen.

- **Gehen Sie an überfüllte Orte und stellen Sie sich in Schlangen an**

Um Mädchen zwanglos anzusprechen, gibt es nichts Besseres, als eine Warteschlange auszunutzen, das gilt für das Kino ebenso wie für den Supermarkt, das hilft, die Angst zu vertreiben, indem man jedes Thema des Ortes als Vorwand nutzt, sich zu nähern.

- **Gehen Sie in die Buchläden**

Um eine kultivierte Frau zu finden, gibt es keinen besseren Weg, als auf eine Buchhandlung zu setzen, wo Sie eine rein literarische Verführung ansprechen müssen, das hilft Ihnen, wenn Sie die Straße entlang gehen und ein Mädchen mit Büchern sehen, können Sie konsultieren, was sie liest und so Ihr Wissen in diesen Bereichen aussetzen, um zu verführen.

Finden Sie heraus, wie man auf WhatsApp flirtet

Um sich über WhatsApp in eine Frau zu verlieben, können Sie verführerische Nachrichten verwenden, heutzutage gibt es viele Möglichkeiten, wenn es um Verführung geht, es ist auch ein Ausgangspunkt, der verwendet wird, um physischen Kontakt auf eine andere Ebene zu bringen, solange Sie es nicht verwenden, um sich zu verstecken, wird es ein Werkzeug sein, das Sie ausnutzen können.

1. Lassen Sie sich nicht dazu verleiten, zu viele Nachrichten zu senden

Eine wichtige Regel in der Mitte der Verführung, ist ein Minimum an Gesprächsfluss zu halten, um sie zu fragen, aus, neben herumlaufen in einer Einladung nicht generieren Sie viele Vorteile, ist es nutzlos, Ihre Absichten zu verstecken, aber im Chat müssen Sie direkt und prägnant sein, so vermeiden Sie in der Freundeszone zu sein.

Es gibt keine Notwendigkeit, auf lange Gespräche zu setzen, in Kontakt zu sein ist sehr einfach, jetzt ist das Komplexe, sich auf eine andere Ebene zu bewegen, keine Notwendigkeit, in mehr Probleme zu fallen, nur zu versuchen, das Verlangen der anderen Person zu erhöhen, und lassen Sie die Spannung beiseite, der Kurs zu folgen ist, eine Leidenschaft zu demonstrieren, als ob Sie sie jeden Tag sehen würden.

2. Denken Sie zweimal über die erste Nachricht nach, die Sie senden werden.

Ein wichtiger Schritt in der Mitte der Eroberung, ist die Aussendung der ersten Nachricht, und zur gleichen Zeit ist eine Aktion, die nicht viel gedacht wird, so sollten Sie sich Zeit nehmen, um diesen Schritt zu nehmen, zur gleichen Zeit müssen Sie berücksichtigen, dass die Nachrichten zu begrenzen, um zu entlarven, wie Sie sind, und wenn andere Männer schreiben, werden Sie ein weiterer in der Stapel sein.

Sie müssen sich darüber im Klaren sein, dass Sie in einem Chat nicht versuchen sollten, sich zu verkaufen, sondern in der ersten Nachricht einen männlichen Ausdruck bewahren sollten, bei dem Sie keine Fehler machen sollten, der Sie von anderen unterscheidet, um Ihre Chancen zu erhöhen, müssen Sie natürliche Antworten senden.

Ein klares Beispiel ist, dass Sie ihr sagen, dass Sie daran interessiert sind, sie besser kennenzulernen, reagieren Sie ruhig und testen Sie ihr Interesse auf eine andere Art und Weise, oder bei einer versteckten Bedeutung ist es besser, nach Erklärungen zu fragen, als nur zu vermuten, bewahren Sie Ehrlichkeit und erzeugen Sie ein Gespräch an der frischen Luft, um die Leidenschaft zu schüren.

Was nicht zu empfehlen ist, ist, zu viel darüber nachzudenken, was man antworten soll, oder sich selbst die Schuld zu geben, dass man keine Antwort bekommt, oder dass man etwas falsch gemacht hat, um eine schlechte Reaktion zu provozieren, man kann nicht übersehen, dass man zu viel schreibt, nicht mehr als drei Zeilen, man sollte nicht einmal über alles reden, oder Fotos schicken, um damit anzugeben.

3.   Nicht immer verfügbar sein

Dieser Ratschlag mag Ihren Interessen zuwiderlaufen, aber es ist wichtig, dass Sie ein Niveau erreichen, ab dem Sie sich selbst begehrenswert machen, so gewinnt Ihre männliche Energie an Wert, um mit einem Mädchen auf WhatsApp zu flirten, müssen Sie sich auf Ihr Leben konzentrieren und dann sehen, ob es zu der Art von Leben passt, die Sie führen, und nicht umgekehrt.

Das gilt auch für den Fall, dass er Ihnen schreibt, es ist nicht empfehlenswert, dass Sie so schnell antworten, Sie müssen auch die Einstellung haben, beschäftigt zu sein, es ist kompliziert und Sie haben vielleicht Angst, ihn zu verlieren, aber das ist etwas, was Sie mit der Zeit lernen müssen, stellen Sie es sich einfach von seinem Platz aus vor, wenn er Interesse an Ihnen hat, können Sie ihn dazu bringen, Sie anzurufen.

Eine solche Aktion gilt als eine Strategie zu verführen, zusätzlich zu einer Beziehung zu bilden, ohne Ihre emotionale Unabhängigkeit zu verlieren, ist das Handy ein geeignetes Mittel, um dieses Verlangen zu wecken, dies hilft, die Bindung an das Ergebnis zu überwinden, die Angst, dass alles zu beenden, Unterlassung eines Netto sexuelle Lust und warten auf eine Änderung, die nicht kommen kann.

Es geht darum, sich seiner selbst bewusst zu werden, es ist eine Gelegenheit für Sie beide, sich wirklich kennenzulernen, ohne dem Mädchen zu viel Bedeutung beizumessen, ohne etwas Konkretes zu haben, indem Sie dies in die Tat umsetzen, können Sie sich auf sich selbst konzentrieren.

4. Vergeuden Sie keine Zeit mit zu viel Nachdenken

Wenn Sie einem Mädchen schreiben, sollten Sie Ihr Leben nicht auf Pause stellen, denn das führt nur dazu, dass Sie zu viel nachdenken und vor einem schlechten Ergebnis zusammenbrechen, das lässt nur Ihre Ängste wachsen, wenn sie nicht antwortet, diese Schleife ist schädlich für Ihr Selbstvertrauen, auch sollten Sie nicht denken, dass sie nur Ihnen schreibt, denn das ist eine Täuschung, die weit von der Realität entfernt ist.

Um Sie herum gibt es viele Aktivitäten, die Sie aufmerksam verfolgen, Engagement in Ihrem Leben ist ein gemeinsamer Zug, denn jede Frau will einen entschlossenen Mann finden, es ist ein sehr schädlicher mentaler Prozess, der mit den entsprechenden Maßnahmen zu kurz kommt, auf der anderen Seite ist es nicht notwendig, einige körperliche Veränderungen im Sinn zu haben, um ihm zu gefallen.

Eine Möglichkeit, sich abzulenken, ist mit Ihren Freunden auszugehen, es gibt keine bessere Medizin als eine Freundschaft, um Sie von der Entwicklung des Flirts mit dem Mädchen abzulenken, dies erhöht Ihre Männlichkeit, die Unterstützung von Aktivitäten und externen Menschen ist der Schlüssel, um dorthin zu gelangen, wo Sie wollen.

5.   Prüfen Sie ihr Interesse, indem Sie mit ihr flirten

Das Interesse eines Mädchens kann aufrichtig oder falsch sein, so ist es eine Ressource zu messen, vor allem in WhatsApp, wo es keine echte Interaktion, so dass Sie unterscheiden können, was sie sucht, können Sie Gespräche in der Schwebe lassen, aber vorsichtig sein, um nicht das Risiko laufen, sie zu verlieren, und vor einer Absicht, nur für Casual Sex gehen, müssen Sie alles klar zu machen.

Um eine Frau zu testen oder zu messen, können Sie als Technik die Tatsache anwenden, zwei Tage lang nicht zu antworten, oder versuchen, ihr offen zu sagen, dass Sie sie mögen, im Falle eines sexuellen Interesses zögern Sie nicht, deutlich zu werden, und im Falle eines Nettos als ihr Freund, zögern Sie nicht, sie zu konfrontieren.